小児緩和ケア

こどもたちに
緩和ケアを届けるために
大切にしたいこと

国立成育医療研究センター
総合診療部緩和ケア科 診療部長
余谷暢之

医学書院

余谷暢之
Nobuyuki YOTANI

国立成育医療研究センター 総合診療部緩和ケア科 診療部長

2004年大阪市立大学医学部卒業、2014年同大学院博士課程
（公衆衛生学）修了。
初期臨床研修の後、2006年から国立成育医療研究センター
で小児科専門研修を行い、その後スタッフとして救急、総合
診療に従事。2014年より神戸大学医学部附属病院の緩和ケ
アチームで成人の緩和ケア診療に携わる。2017年より現職。
現在は小児専門病院で疾患、場所を問わず専門的緩和ケア
の実践に取り組むと同時に、国内外における小児緩和ケアの
定着と普及に向けて活動を続けている。

小児緩和ケア
—こどもたちに緩和ケアを届けるために大切にしたいこと

発　　行　2024 年 6 月 15 日　第 1 版第 1 刷Ⓒ

著　　者　余谷暢之
　　　　　　よたにのぶゆき

発行者　株式会社　医学書院
　　　　　代表取締役　金原　俊
　　　　　〒113-8719　東京都文京区本郷 1-28-23
　　　　　電話　03-3817-5600（社内案内）

印刷・製本　アイワード

本書の複製権・翻訳権・上映権・譲渡権・貸与権・公衆送信権（送信可能化権
を含む）は株式会社医学書院が保有します.

ISBN978-4-260-05624-3

はじめに

　こどもたちに緩和ケアを届けたいと思ったとき、そこにはいくつかの障壁があります。中でも、具体的にどのように実践したらいいのかわからないということが大きな障壁となるのではないでしょうか。私もかつて、小児緩和ケアの勉強がしたいと海外の文献や教科書を読みました。しかし、そこに書いてあることは概念的には理解できるけれど、実践するにはどうしたらいいかわからないと感じていました。

　国立成育医療研究センターでこどもの緩和ケアの専門家として仕事を始めて、6年が経ちます。実践を重ねていく中で再度教科書を読むと、なるほどと腑に落ちることが多くなってきました。経験を積み重ねることでわかることがあると感じています。

　しかし、多くの医療者にとって、こどもたちに緩和ケアを届ける機会は成人と比較して多くありません。そこで、私がこれまで出会った多くのこどもたちと家族との経験を形にすることで、こどもたちに緩和ケアを届けようとされている方の支えになるのではないか、そんな想いでこの本をまとめました。

　執筆にあたっては、英国の小児緩和ケアの教科書であるOxford Textbook of Palliative Care for Children 3rd ed.（Oxford University Press, 2021）、Interdisciplinary Pediatric Palliative Care 2nd ed.（Oxford University Press, 2022）そして、EPEC-Pediatricsコース（2021年に受講）の内容などを参考に、私の実践をまとめています。

　本書が、こどもたちに緩和ケアを届けたいという皆さんの想いを実践につなげるための一歩になればと願っています。

2024年4月

余谷暢之

Contents

ブックデザイン◉遠藤陽一（デザインワークショップジン）
イラスト◉たいらさおり

小児緩和ケアの考えかた

　小児医療の発展の中で、小児緩和ケアの実践やニーズも変化してきています。

　ここでは、緩和ケアの歴史を紐解きながら、小児緩和ケアの基本的な考えかたや緩和ケアを実践するために大切にしたいことについて概説します。

小児緩和ケアの基本
大切な考えかたを知る

　医療機関を受診するきっかけは様々ですが、その目的は「治癒を目指すこと」にあるのではないでしょうか。身体や心の不調を抱えたときに、多くの人はその症状を治し、もとの生活を送れるようになることを期待します。しかし、病気の中には治すことが目指せないものも少なくありません。「治癒を目指すこと」が目標にならないときに、医療者も患者もその家族も戸惑い、目標設定が難しくなります。特に病状が不安定で回復しない可能性がある場合や、残念ながら根治ができず残された時間が限られている場合には、より目標設定が難しくなります。患者がこどもである場合はなおさらです。

　緩和ケアが果たす役割は、「生命の危機に直面する疾患を持つ患者と家族のLifeを支えること」にあります。Lifeとは「いのち」「生活」「人生」など様々な意味を含みます。「治癒を目指すこと」が目標にならないときに、疾患の治療と並行してその子が抱えるつらさの評価とマネジメントを行い、これからの生活・人生を見据えた中でその子らしく過ごすために何がよいかを一緒に考えること、これこそが緩和ケアの本質です。

　私がこどもたちに緩和ケアを届ける際に大切にしていること、それはいつも「こどもを主語に考える」ということです。症状がうまく捉えられず緩和できないときや、難しい意思決定に関わるとき、どの場面でもこの原則に立ち返るようにしています。ここでは、こどもを主語にした緩和ケアの考えかたについて概説していきます。

1 | こどもを主語にした緩和ケア

こどもの視点を意識してみる

　皆さんが臨床の現場でこどもたちと関わる際に大切にされていることは何でしょうか？　私は「こどもを主語に考える」ことを大切にするようにしています。この視点を説明するために、よく耳にする「こどもと目線を合わせましょう」という言葉について考えてみます。

　こどもと話すとき、大人が立ってこどもに話しかけると、こどもの目線から見ると上から威圧的に話される印象を持つことになります。こどもの視線に合わせてかがんで話をすることで、こどもにとって侵襲が少なく関わることができるかもしれません。

　このとき大切にしたいのは、こどもの視点を意識することです。例えば、診察の場面で、医師が聴診器をこどもの胸に当てる場面を想像してみてください。診察する医師が自分の目の前からこどもの胸に聴診器を持っていくと、こどもの視点からは聴診器が上から落ちてくるように感じると思います。医師の膝の上に聴診器を置いて、ゆっくり胸の方に持ち上げると、こどもの視界に聴診器が入らず、いくぶんか怖さが和らぎます。

　このようにしてこどもがどのように感じているかを考えて関わることで、診察という緊張感の高い場面において、少しでもストレスを減らすことにつながる可能性があります。

こどもが見ている世界を想像する

　さらに一歩進んで、こどもが見ている世界がどのようなものなのかを想像してみましょう。例えば、**図1-ⓐ**は私の視点から見た部屋の様子ですが、この景色は生後6か月ころのこどもの視点からは**図1-ⓑ**のように見えると思います。つかまり立ちができるようになった1歳ころのこどもには、**図1-ⓒ**のように見えるかもしれません。こ

図1 | 視点の違い──どう見える?

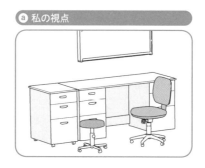

ⓐ 私の視点

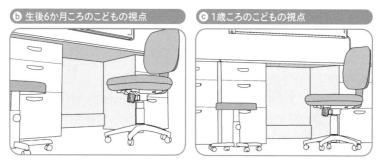

ⓑ 生後6か月ころのこどもの視点　ⓒ 1歳ころのこどもの視点

のように、その子が捉える世界を一度自分の目で見てみると、視点が変わります。

　こどもが普段遊ぶ場所や入院中のこどもが過ごす病院のベッド、処置室などをこどもの視線の高さに合わせて見直してみてください。処置のための道具がこどもの視線にちょうど入っていたりするなど、大人の視線ではわからない問題が浮き彫りになることがあります。

　このように自分の価値観や視点を横に置いて、こどもの立場から、こどもの視点で想像してみることが大切です。特に自分で声をあげられないこどもたちに対しては、そばにいる医療者が同じ視点でこどもの課題を捉えること、こどもが自分の思いを表明できるようサポートするアドボカシーの視点が大切になります。

　もう少し、この話を進めてみます。図2を見てください。これはこどもが医師から診察を受けている場面です。Ⓐと Ⓑの違いは何でしょ

図2 | 診察の場面

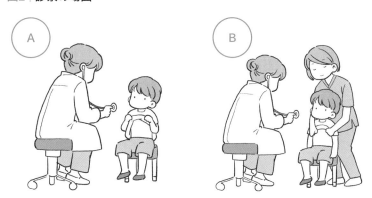

うか？　看護師がこどもの服をまくし上げているⒷに対して、Ⓐは自分で服をまくし上げて診察を受けています。このように自分で服を持ってまくし上げることで、もし今診察を受けたくないとこどもが感じた場合、自分で服を下ろして診察を一瞬拒絶することができます。このように主導権をこどもに渡すことは、とても大切です。

　病院に入院しているこどもたちは、自分でコントロールできることが少ない状況にあります。やってくる人は、用事を持った大人ばかりです[1]。このような状況は普段の生活ではありません。普段の生活では、こどもの周りには「特に用事なくいる人」がたくさんいて、その人たちとの関わりの中で様々なことを学んでいきます。そういった経験ができない入院中のこどもたちに対して、わずかでも自分でコントロールできる余地を残しておき、こどもに主導権を渡すことを意識するだけで、こどもたちの自己コントロール感を少しでも保つことができます。

　病状が進行し残された時間が限られたときに、こどもの想いを少しでもすくい上げたいと願う医療者は少なくないと思います。でもそれは終末期に限ったことではなく、また終末期になって急にできることでもありません。普段からこどもの自己コントロール感を保ちながら、こどもに主導権を渡せるような関わりが、終末期において本人の想いをすくい上げることにつながるのではないか、そう考えています。

Point

▶ こどもの視点で周囲を捉えてみることで、こどもの世界を想像してみよう。

▶ こどもの自己コントロール感が保てるような関わりが、こどもの想いをすくい上げることにつながる。

▶ 小児緩和ケアは、こどもを主語に考える。

2 | 緩和ケアの歴史的背景

　ここから、緩和ケアの歴史的な変遷を見ながら、緩和ケアの視点について考えてみたいと思います。

　緩和ケアの源流は、ホスピスにあるとされています。ラテン語のhospitium（人をもてなす場所、ゲストハウス）に由来するこの言葉は、長旅で疲れたり病気になったりした旅行者のための避難所や、休息所を指していた中世の時代まで遡ることができます。11世紀の十字軍遠征の際に傷ついたり病に倒れたりする巡礼者や傷病者のための安息所として、ホスピスは発展しました。

　1967年、シシリー・ソンダース（Cicely Saunders）がロンドンに最初の近代的ホスピスとなるSt. Christopher's Hospiceを設立しました。このとき初めて、亡くなりゆく患者のための専門的ケアにホスピスという言葉が使われるようになりました。ここで提唱されたホスピスの概念は、「人間の死の過程に必要とされるケアを統合した活動全体」「地域社会におけるケアの提供場所」を併せたものであり、この概念が現在における緩和ケアの礎となっています。

　世界保健機関（World Health Organization: WHO）は、1989年に英国や北米におけるホスピスや緩和ケアの経験を統括して、国際的な緩和ケアに関する以下の定義を公表しました[2]。

　　「緩和ケアとは、治癒を目指した治療が有効でなくなった患者に対する積極的な全人的ケアである。痛み、その他の身体的、心理社

会的、スピリチュアルな問題の解決が最も重要な課題である。緩和
ケアの目標は、患者とその家族にとってできる限り可能な最高の
QOLを実現することである。末期だけでなく、もっと早い病気の
患者に対しても治療と同時に適用すべき点がある」

そしてこの定義は、その後国際的な経験の広がりと支持療法の発展
に伴い、2002年に以下のように改訂されています[3,4]。

「緩和ケアとは、生命を脅かす病に関連する問題に直面している
患者とその家族のQOLを、痛みやその他の身体的・心理社会的・
スピリチュアルな問題を早期に見出し確に評価を行い対応するこ
とで、苦痛を予防し和らげることを通して向上させるアプローチで
ある」

● 痛みやその他のつらい症状を和らげる。

● 生命を肯定し、死にゆくことを自然な過程と捉える。

● 死を早めようとしたり遅らせようとしたりするものではない。

● 心理的およびスピリチュアルなケアを含む。

● 患者が最期までできる限り能動的に生きられるように支援する体
制を提供する。

● 患者の病の間も死別後も、家族が対処していけるように支援する
体制を提供する。

● 患者と家族のニーズに応えるためにチームアプローチを活用し、
必要に応じて死別後のカウンセリングも行う。

● QOLを高める。さらに、病の経過にも良い影響を及ぼす可能性が
ある。

● 病の早い時期から化学療法や放射線療法などの生存期間の延長を
意図して行われる治療と組み合わせて適応でき、つらい合併症を
よりよく理解し対処するための精査も含む。

3│小児緩和ケアの広がり

　次に、こどもたちに対する緩和ケアの視点がどのように広がっていったのか、歴史を紐解いてみたいと思います。

こどものつらさを研究で明らかにする

　1950年代から60年代にかけて、小児科医、心理学者により主にがんを中心とした生命が限られる疾患に罹患したこどもと母親の心理的経験について研究が行われ、報告がなされるようになりました。Bozemanらは、小児がん患者の心理的経験を「こどもたちは非常におとなしく、時に無気力でした。入院中の体調不良がおとなしいことの主な原因でしたが、母親と離れないといけないことへの不安がさらなる制限を生み出していました。泣き声やうめき声は、母親がいる時によく見られましたが、母親がいなくなるとさらに大きくなりました」などと描写し、こどもたちが抱えるつらさを報告しました[5]。

　1970年代になると、この心理学的研究はより深く検討されるようになりました。Spinettaらは、死が近づいたときにこどもたちがその事実をどのように認識し、その状況にどのように適応しているのかを研究しました[6]。その中で彼は、こどもの不安に焦点を当て、病気が進行するにつれて看護師や医師が距離を置くようになることをこどもが認識していることを示しました。これらの研究は、国際小児がん学会 (The Society of Paediatric Oncology: SIOP) の心理社会的基準の策定に大きく貢献しました。

乳幼児は痛みを感じるか

　自分の想いを言葉で表現できない乳幼児については歴史的に痛みの評価が難しく、長い間、乳幼児は痛みを感じることができないと考え

られてきました。分娩時の痛みから赤ちゃんを守るために痛みの閾値を高くして適応したものだとか、痛みは主観的な現象であるので認知能力が限られている乳幼児は大人と同じように痛みを感じることができない、などとされてきました。

このような考えかたであったために、乳幼児が手術などの侵襲的な処置を受ける際には、鎮痛薬は使用されず筋弛緩薬や鎮静薬のみが投与されることが一般的でした。そのような中で、1980年代半ば、Anandらが、乳幼児は手術後に強いホルモン反応と生体化学的ストレス反応を示すことを実証し、乳幼児も痛みを感じることが示されました[7-9]。

また1995年にはTaddioらが、新生児期に無麻酔で割礼を受けたグループは、そうでないグループのこどもと比較して、4か月、6か月のワクチン接種の痛みの反応が優位に高いことを示しました[10]。これらの結果から、新生児期から痛みを感じていることが実証され、新生児期から鎮痛を行うことの重要性が示されました。

このように、こどもの視点で捉えた研究結果が、こどもたちに緩和ケアを届けることの重要性を証明してきたのです。

小児医療の発展と緩和ケアニーズの高まり

小児医療の発展も、こどもたちの緩和ケアニーズを高めることにつながっています。1960年代前半は、急性リンパ性白血病や在胎30週未満の早産児は致死的でしたが、その後の医療の発展に伴い、1980年代前半にはこれらの疾患は治癒が可能となりました。

しかしその一方で、原疾患は治癒したものの、その影響で慢性的に医療を必要とするこどもや、残念ながら根治できず、医療を必要としながら生活するこどもたちが増えてきました。こういったこどもたちにとっては、治癒を目指す医療だけでなく、苦痛を緩和し、いのちを支える医療が大切になります。1982年に英国のオックスフォードにシスター・フランシス(Frances Ritchie)が創設したヘレン・ハウスは、こどもホスピスの先駆けとされています。彼女は意識障害を伴った脳

腫瘍の女の子ヘレンのために、彼女とケアする両親が穏やかに過ごすためにレスパイト・ケア（休息のためのケア）が必要であると考え、それを提供するためにヘレン・ハウスを設立しました。

このように支える医療である小児緩和ケアは、成人の緩和ケアを追随する形で実践が行われてきました。小児緩和ケアの対象は当初小児がんが中心でしたが、その後多くの複雑な疾患を含むようになり、小児緩和ケアの概念は終末期に焦点を当てたものから、その長短にかかわらず生活の質（QOL）に焦点を当てたものへと変化してきました。

その中で、1997年に英国小児緩和ケア協会と英国小児科学会は、以下のような小児緩和ケアの定義を提唱しています[11]。

> 「生命を脅かす疾患を持つこどものための緩和ケアとは、身体的、精神的、社会的、スピリチュアルな要素を含む積極的かつ全人的な取り組みである。それはこどものQOLの向上と家族のサポートに焦点を当て、苦痛を与える症状の管理、レスパイト・ケア、終末期のケア、死別後のケアの提供を含むものである」

小児緩和ケア特有の課題

小児緩和ケアは、成人の緩和ケアと重なる点は多いですが、小児特有の課題もあります。小児緩和ケア特有の課題としては、以下のものがあります。

❶こどもの死の頻度は少なく、関わる人にとっても負担が大きい

こどもは成人と比較すると、亡くなることはまれです。わが国の死亡数のうち、14歳未満は1.8％と圧倒的に頻度が少なく、そういった頻度の少ない死に直面することは、家族のみならず医療者にとっても、負担が大きいといえます。

❷小児期特有のまれな疾患が多く、個別性が高い

小児緩和ケアの対象は後述するように多岐にわたり、多くは小児期

特有のまれな疾患です。こういった疾患は、疾患が同じであってもこどもによって症状や重症度に幅があるため、共通性や法則性を持って対応することができません。それゆえに緩和ケアの関わりも一様ではなく、その子と家族の状況を踏まえて評価する必要があります。

❸家族性の疾患が多い

小児疾患の中には遺伝性疾患もあり、その場合きょうだいや保護者も当事者もしくは保因者である場合があります。

❹親のケア・介護負担が大きく、きょうだい支援が届きにくい場合がある

ケアの主体はほとんどが両親、特に母親であることが多く、家族支援も非常に重要です。また、きょうだいの生活にも大きな影響を与えるため、きょうだい支援も重要な要素になります。

❺意思決定における特殊性

意思決定の場面においては、こども自身が自分の意向を表明できる場合が少なく、多くの場面で代理意思決定が基本となります。成人では自らの意向が表明できない場合に適用される「本人の最善の利益をどのように考えるか」ということが、小児では基本となる点が成人と大きく異なります。

❻こどもは発達する存在である

こどもは、生理学的にも感情的にも認知的にも発達していく存在です。コミュニケーションや薬理学的影響については年齢に応じた対応が必要になります。一方で、慢性疾患を抱えるこどもたちは実年齢と発達年齢が異なることも少なくありません。その子の今の発達段階を捉えて、次の発達の目標を家族と共有することも大切になります。

❼遊び、学びが重要である

こどもにとって遊び、学びは社会生活そのもので、どんなときでもこどもの遊び、学びを保証することを考えておく必要があります。

こういった小児の特殊性を考慮し、WHOも成人の定義とは別に、こどもとその家族に対する緩和ケアの定義を以下のように定めていま

す[12]。

- 小児緩和ケアとは、こどもの身体的、精神的、スピリチュアルな側面を含めた積極的なトータルケアであり、家族への支援も含まれる。
- それは病気と診断されたときから始まり、その病気に対する治療を受けるかどうかに関係なく継続される。
- 医療従事者は、こどもの身体的、心理的、社会的な苦痛を評価し、軽減しなければならない。
- 効果的な緩和ケアを届けるためには、家族を含めた幅広い学際的アプローチと利用可能な地域資源を活用することが必要であるが、資源が限られていてもうまく実施することができる。
- 緩和ケアは、三次医療施設だけでなく、地域の保健センター、そしてこどもたちの家でも提供することができる。

Point

- ▶ こどもの視点で捉えた研究結果が、こどもたちに緩和ケアを届けることの重要性を証明してきた。
- ▶ 小児医療の発展により慢性的に医療を必要とするこどもが増え、緩和ケアニーズは高まっている。
- ▶ 小児緩和ケアは成人の緩和ケアと共通点も多いが、こども特有の課題も知っておくことが重要である。

文献

1) 余谷暢之, 山口悦子, 倭 和美, 他: 悪性腫瘍患児に対するボランティア活動の導入―いわゆる「ベッドサイドボランティア」の可能性について. 小児がん, 39(4): 522-527, 2002.

2) World Health Organization: Cancer pain relief and palliative care : report of a WHO expert committee [meeting held in Geneva from 3 to 10 July 1989].

3) Sepulveda C, Marlin A, Yoshida T, et al.: Palliative care: the World Health Organization's global perspective. J Pain Symptom Manage, 24(2): 91-96, 2002.

4) 大坂 巌, 渡邊清高, 志真 泰夫, 他：わが国におけるWHO緩和ケア定義の定訳―デルファイ法を用いた緩和ケア関連18団体による共同作成―, Palliative Care Research, 14(2): 61-66, 2019.

5) Bozeman MF, Orbach CE, Sutherland AM: Psychological impact of cancer and its treatment. III. The adaptation of mothers to the threatened loss of their children through leukemia. I. Cancer, 8(1): 1-19, 1955.

6）Spinetta JJ, Rigler D, Karon M: Anxiety in the dying child. Pediatrics, 52（6）: 841-845, 1973.

7）Anand KJ: The stress response to surgical trauma: from physiological basis to therapeutic implications. Prog Food Nutr Sci, 10（1-2）: 67-132, 1986.

8）Anand KJ, Brown MJ, Bloom SR, et al.: Studies on the hormonal regulation of fuel metabolism in the human newborn infant undergoing anaesthesia and surgery. Horm Res, 22(1-2):115-128, 1985.

9）Anand KJ, Brown MJ, Causon RC, et al.: Can the human neonate mount an endocrine and metabolic response to surgery? J Pediatr Surg, 20(1):41-48, 1985.

10）Taddio A, Goldbach M, Ipp M, et al.: Effect of neonatal circumcision on pain responses during vaccination in boys. Lancet, 345(8945):291-292, 1995.

11）ACT/RCPCH: A Guide to the Development of Children's Palliative Care Services: Report of the Joint Working Party. 2nd ed. ACT/RCPCH, 2003.

12）World Health Organization: WHO definition of Palliative Care for Children 2013. Available from: https://www.who.int/europe/news-room/fact-sheets/item/palliative-care-for-children（2024年4月アクセス）

1

小児緩和ケアの基本　大切な考えかたを知る

わが国における 小児緩和ケアの歩みと現状

1｜わが国における小児緩和ケアの取り組み

　次に、わが国における小児緩和ケアがどのように進んできたかを見ていきましょう。わが国の小児緩和ケアの全国的な普及活動は、教育プログラムの開発から始まりました。2008～2009年度厚生労働省 厚生労働科学研究費補助金・がん臨床研究事業『がん医療の均てん化に資する緩和医療に携わる医療従事者の育成に関する研究』班（研究代表者：木澤義之）」の活動の一つとして、2009年に小児緩和ケア教育プログラム（Care for Life-threatening Illnesses in Childhood: CLIC）開発プロジェクトが立ち上がりました。このプログラムは、小児医療に関わる医師のための教育プログラムで、小児緩和ケアの概論に始まり、苦痛症状の評価とマネジメント、侵襲的処置時の苦痛緩和、緩和ケアで必要なコミュニケーション、臨死期のケアなどのモジュールから構成されています。研修会は2日間の集中開催形式をとり、インタラクティブ講義、小グループディスカッション、ロールプレイ、ビデオ学習という4つの要素からなる教育ワークショップとして設計され、2010年5月に初回の研修会が開催されました[1]。

　2012年度からは、厚生労働省の委託事業（日本小児血液・がん学会が受託）となり、2018年度からは、日本小児血液・がん学会と日本緩和医療学会の共催と形を変えながら続いています。2021年度からはコロナウイルス感染症の影響でオンラインの1日研修（事前e-learning含む）となり、これまで1,000人を超える医師が受講しています。

　また、看護師を対象としたELNEC-PPC（the End-of-Life Nursing

Education Consortium – Pediatric Palliative Care) は、2003年に米国で開発された小児に特化してエンドオブライフ・ケアや緩和ケアを提供する看護師に必須とされる能力修得のための系統的な教育プログラムで、わが国でも2017年から日本版の開発が進められ、現在実装が始まっています。

　診療体制整備の観点からは、2012年6月に閣議決定された第2期がん対策推進基本計画において、「小児がん」が新たな重点項目となり、その中で小児がん治療施設の集約化と治療中から一貫した疼痛管理、終末期ケアを含めた緩和ケアの充実が明記されたことで、国策として小児緩和ケアの体制整備が進められることになりました。2013年に小児がん拠点病院15施設が選定され、それぞれの施設に緩和ケアチームが整備され、小児がんを中心に小児患者に対する専門的緩和ケアの取り組みが始まりました。

　2021年2月には、日本緩和医療学会から『緩和ケアチームが小児患者にかかわるためのハンドブック』が公表されました[2]。このハンドブックは、普段小児患者に関わらない緩和ケアチーム向けに、小児患者とその家族に関わるためのポイントを記載していますが、小児患者を主にみる緩和ケアチームにも参考になる内容となっています。

　こういった取り組みもあって、緩和ケアチームの小児がん患者への介入件数はここ数年で増加傾向となってきました（**図1**）。一方で、年

図1｜緩和ケアチームの小児がん患者への年間介入件数

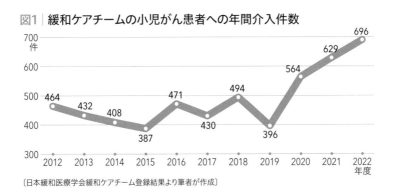

〔日本緩和医療学会緩和ケアチーム登録結果より筆者が作成〕

少児や非がん患者へはまだまだ十分に専門的緩和ケアが届けられていない実態もあり、今後取り組みが進むことが期待されています。

▶ わが国の小児緩和ケアはがんを中心に発展してきた。

▶ 医療者向けには教育プログラムを中心に普及活動が行われている。

▶ 緩和ケアチームの小児がん患者への介入件数は増加しているが、年少児や非がん患者への緩和ケアの普及は十分ではない。

2│小児緩和ケアの対象疾患

次に、小児緩和ケアを届ける対象について見ていきましょう。小児緩和ケアの対象は、「生命を脅かされている (life-threatening conditions: LTC)：治癒することもありうるが、うまくいかない場合には生命が限られる」、「生命が限られている (life-limiting conditions: LLC)：根治の見込みがなく死が避けられない」こどもたちとされています。これらのこどもたちは、もともと成人を迎える前に亡くなる可能性が高いとされてきましたが、医療の進歩に伴い、現代では、親より早く亡くなる可能性があるという意味で、「概ね40歳までに亡くなる可能性が高いこどもたち」と考えられています。

小児では、LTC、LLCに分類される疾患が400近くあり、疾患の軌跡に基づき、以下の4つのカテゴリーに分類されます。

①根治の可能性はあるが、うまくいかない可能性のある病態

②早すぎる死が避けられない状態

③進行性の病態で、治癒は概ね症状の緩和に限られる状態

④不可逆的だが非進行性で、重度の障害を引き起こし、健康に影響を及ぼしやすい状態

疾患の軌跡とは、病気がどのように経過していくかを経時的に捉えた道のりを指します。4つのカテゴリーに分類していますが、実際は疾患の病態生理、患者のもともとの健康状態、受けた治療と受けてい

る場所で利用可能な資源、合併症など多くの要素が影響するため、個別性が高く、これだけで予後を予測することは困難です。ただ、大まかな疾患ごとの軌跡を知っておくことで、今後の見通しを考えたり話し合いを進めていったりする際に役に立ちます。

カテゴリー1 根治の可能性はあるが、
うまくいかない可能性のある病態（図2）

　例えば、急性リンパ性白血病の疾患の軌跡を考えてみましょう。それまで元気だったこどもが突然発病し、急性リンパ性白血病と診断され、治療が開始されます。治癒を目指して化学療法が行われますが、その経過中には合併症などでこどもの健康状態は良くなったり悪くなったりします。治療によく反応し、生涯寛解を維持できることもありますが、寛解後、残念ながら再発し、治療を受けながらも、その経過の中で死亡する場合や、治療中の好中球減少に伴う敗血症などの合併症で急変し亡くなることもあります。

　臓器移植の可能性のある臓器不全も同じカテゴリー1に含まれます。臓器移植が成功すれば良い状態を維持することが可能になりますが、たとえ臓器移植を行ったとしても経過中の合併症などの影響で、退院できない状態が続くこともあります。そういった場合は、カテゴリー2の経過をたどることになります。

図2 | カテゴリー1：小児がん

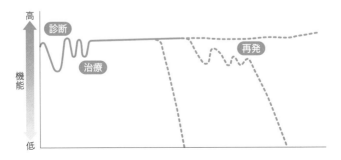

カテゴリー2 早すぎる死が避けられない状態（図3）

　病気自体の治癒を目指すことは難しいですが、長期にわたる集中的な治療を行うことで、延命と通常の活動への参加を目指すことができます。このカテゴリーに分類されるこどもは重度の障害があることが多いですが、医療的な介入を行うことで比較的健康な状態を長く続けることができます。例えば、デュシェンヌ型筋ジストロフィーや人工呼吸管理中の脊髄性筋萎縮症（SMA）1型などがこれに当たります。

カテゴリー3 進行性の病態で、治癒は概ね症状の緩和に限られる状態（図4）

　もっぱら緩和的な治療が中心で、一般的には年余にわたる経過をたどる疾患群を指します。酵素補充療法を受けながら生活をするムコ多糖症などがこのグループに当たります。

カテゴリー4 不可逆的だが非進行性で、重度の障害を引き起こし、健康に影響を及ぼしやすい状態（図5）

　脳性まひや、脳や脊髄の損傷などによる重複障害のこどもたちのことを指します。原疾患は進行性ではありませんが、呼吸器感染症などの合併症を契機に致死的な状態悪化を起こす可能性がある不安定な状態が続きます。

　英国の調査では、こういったLTCのこどもたちの有病率は人口10,000人あたり8～10人で、そのうち1年間で10%のこどもが死亡するとされています[3]。日本にこの数値を当てはめてみると、15歳未満の人口は1,465万人（2022年）ですので、緩和ケアを必要とするこどもの数は14,650人、このうち1年間に1,465人が死亡するという計算になります。

図3 カテゴリー2：デュシェンヌ型筋ジストロフィー

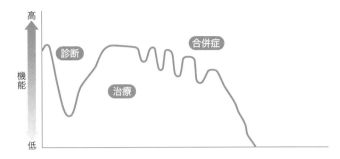

図4 カテゴリー3：ムコ多糖症

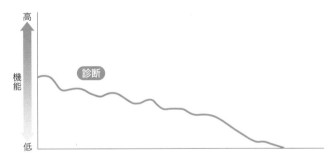

図5 カテゴリー4：脳性まひ

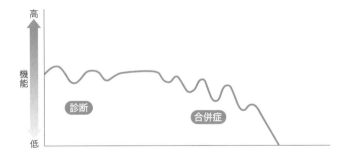

Point

▶ 小児緩和ケアの対象者は、生命を脅かされているこどもたち（LTC）
や、生命が限られているこどもたち（LLC）である。

▶ 今後の見通しを考える上で、疾患の軌跡を捉えて関わることが重要
である。

3｜療養場所、死亡場所の推移

　最後に、わが国のこどもたちがどこで亡くなっているかについて見てみたいと思います。わが国のこどもの死亡場所はここ15年で大きく変化し、在宅死亡が増えています（**図6**）⁴⁾。2005年には在宅死亡は8.9%でしたが、2021年には14.7%と増加しました。これを小児がんに限定すると、2021年の在宅死亡割合は39.5%であり、特に小児がんを中心に自宅で最期のときを過ごすこどもたちが増えてきているのが最近のわが国の特徴です。

　一方で、神経疾患のこどもたちの多くは病院で亡くなっている現状があります（**図7**）⁴⁾。この違いは疾患の軌跡によるものが大きいと考えられます。

　死亡場所は、英国などの先進国では緩和ケアや終末期ケアの質の指標として用いられてきました。これまで、小児緩和ケアでも成人緩和ケアでも、誰もが自宅で死を迎えたいという前提があるとされていましたが、最近の終末期の質の検討では、自宅での死亡ではなく望んだ

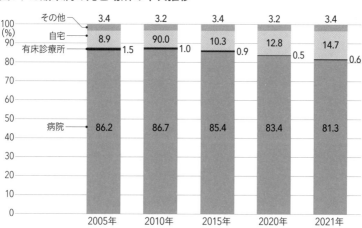

図6｜**15歳未満の死亡場所の年次推移**

図7 | 14歳未満の死亡場所の推移

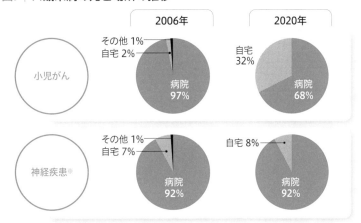

※1歳以降に死亡した神経系の疾患・神経系の先天奇形・染色体異常、他に分類されないものの合計

〔人口動態統計、2006/2020より作成〕

場所で最期のときを過ごせることが重要であると、少し論点が変わっ
てきています[5]。医療者は死亡場所として自宅が望ましいと考えがち
ですが、丁寧にこどもと家族の意向を尋ね、こどもと家族にとっての
最善という視点で療養場所を検討することが重要です。

▶小児がん患者の在宅死亡割合は増加傾向にある。

▶神経疾患のこどもたちの多くは病院死亡である。

▶こどもと家族が望んだ場所で、こどもが最期を過ごせるための支援
が重要である。

文献

1) 永山 淳：第Ⅰ部-2-G. 小児医療に携わる医師のための緩和ケア研修プログラム（CLIC）. In
志真康夫（編）, ホスピス・緩和ケア白書2017. pp.30-33, 青海社, 2017.

2) 日本緩和医療学会「緩和ケアチームの手引き」小児関連追記記載のための改訂 WG：緩和ケアチームの活動の手引き（追補版）—成人患者を主に診療している緩和ケアチームが小児患者にかかわるためのハンドブック. 2021.
https://www.jspm.ne.jp/files/active/syoni_v1.pdf（2024年4月アクセス）

3) Hunt A, Coad J, West E, et al.: The big study for life-limited children and their families.
Together for Short Lives, 2013.

4) 厚生労働省：人口動態統計. 2005/2006/2010/2015/2020/2021.

5) Johnston EE, Martinez I, Wolfe J, et al.: Quality measures for end-of-life care for
children with cancer: a modified Delphi approach. Cancer, 127（14）: 2571-2578, 2021.

わが国における小児緩和ケアの歩みと現状

症状緩和

　症状を和らげることは、緩和ケアの要素の中でも最も大切なものの一つです。身体のつらさは、時に診断にいたる症状なこともあり、診断前から始まり治療中から治療後にわたり続く場合も少なくありません。

　症状のつらさが続くことは、こどものQOLを著しく低下させます。また、最期の時間にこどもが身体的苦痛を抱えて過ごすことは、その後の親の人生に大きなトラウマ的体験として影響を与え、それが長時間持続することが知られています[1]。このように、症状緩和はこどもと家族が穏やかに過ごすためにとても大切なものです。

　このChapterでは、痛み、呼吸困難など、よくある症状をどのように評価し、緩和していくかをまとめます。

1

症状評価の基本

痛みの定義——本人を主語に

　こどもの症状緩和を考える場合、まずはこどもの症状をどのように捉えるかを考えることが重要です。言葉で症状を訴えることができないこどもの場合、その症状をどのように捉えるのか、また言葉で訴えることができるこどもであっても、こどもと症状をどのように共有し、緩和策につなげるかを考える必要があります。

　症状をどのように捉えるのかを考える際に、国際疼痛学会（International Association for the Study of Pain：IASP）が2020年に公表した新しい痛みの定義はとても参考になります[2]。そこには以下のように記されています（一部抜粋）。

　「痛みとは、実際のあるいは潜在的な組織傷害に関連した不快な感覚と感情的経験である」
- 痛みは常に個人的な体験であり、生物・心理・社会的な要因によって様々な影響を受ける。
- 人は人生の経験を通して痛みの概念を学ぶ。
- ある経験を痛みとして報告する人の意見は尊重されるべきである。
- 口頭での説明はあくまで一つの手段で、コミュニケーションがとれなくても痛みを感じている可能性があることを考慮する必要がある。

　この定義からわかることの一つは、痛みは個人的な体験であり、主観的なものであるということです。つまりこどもの抱える症状を捉えるためには、こどもに聞く必要があるということになります。しかし歴史的にはこどもの症状評価は、こどもの周りにいる大人が判断する代理評価で行われてきました。しかし、両親の代理評価はこども本人の評価よりも過大評価となり[3]、医療者の代理評価は本人の評価よりも過小評価になる[4] ことが様々な研究で明らかとなり、こども自身に尋ねることの重要性が謳われるようになりました。

　2015年にWolfeらは、小児がん患者にタブレットを用いて症状を自己申告できるかどうかの検討を行いました[5]。PediQUEST研究と呼ばれるこの研究では、13歳以上の99%、7〜12歳の96%のこどもが自分の症状を自己申告できることが明らかになりました。さらに亡くなるまでの12週間においても、時間をかければ症状とQOLの自己報告が可能であると結論づけました。こういった研究結果により、こども自身が自らの症状を伝えることの重要性が認識されるようになりました。

スケールを用いてこどもの症状を捉える

　では、こどもの症状を捉えるためには、具体的にどのように進めればよいのでしょうか。　こどもの症状を捉えるためには、こどもの発達段階を考慮することがまず重要になります。**表1**にこどもの発達段

表1 | 痛みの表現

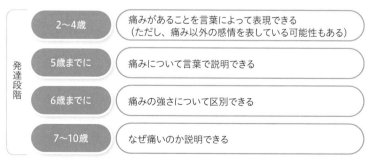

発達段階	2〜4歳	痛みがあることを言葉によって表現できる（ただし、痛み以外の感情を表している可能性もある）
	5歳までに	痛みについて言葉で説明できる
	6歳までに	痛みの強さについて区別できる
	7〜10歳	なぜ痛いのか説明できる

1

症状評価の基本

階に応じた痛みの表現について示します。概ね2～4歳以上になれば、こどもは自分の身体の症状について伝えることができるようになります。3歳を超えたこどもに関わる際には、こどもに尋ねることを大切にして関わります。

　時間や行動による痛みの程度の変化を捉えたり、介入の効果を判定したりするためには、痛みのスケールを用いることが役に立ちます。一般的にスケールを用いて評価できるのは概ね7歳以上と考えられています[6]。セルフレポートによる評価スケールとしては、フェイス・スケール（早ければ5歳以上から使用可能）やNumerical Rating Scale（NRS）、Visual Analogue Scale（VAS）などがあります（**図1**）。

　ここでスケールを用いた評価のポイントをお伝えします。まず大事なこととして、スケールはあくまで主観的なものであり、相対的なものではないということです。例えばNRSを用いた評価において、Aく

図1｜痛みのスケール：痛みの定量化

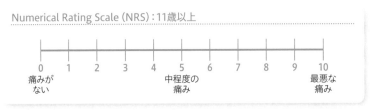

Numerical Rating Scale (NRS)：11歳以上

0　1　2　3　4　5　6　7　8　9　10
0 痛みがない
5 中程度の痛み
10 最悪な痛み

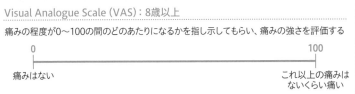

Visual Analogue Scale (VAS)：8歳以上

痛みの程度が0～100の間のどのあたりになるかを指し示してもらい、痛みの強さを評価する

0　　　　　　　　　　　　　　100
痛みはない
これ以上の痛みはないくらい痛い

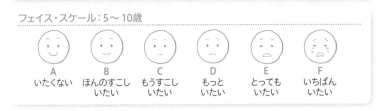

フェイス・スケール：5～10歳

A いたくない　B ほんのすこしいたい　C もうすこしいたい　D もっといたい　E とってもいたい　F いちばんいたい

んにとっての8点とBくんにとっての4点を比べた場合、Aくんの方が強い症状を有しているとは限りません。点数は文字どおりの数字で捉えるのではなく、Aくんにとっての8点はどの程度生活に支障があるのか、我慢できる程度の痛みなのか、症状緩和策が必要な状態なのかなど、本人にとってのその点数の意味を合わせて評価を行うことが大切です。また、スケールを導入する際には、こどもとスケールの意味を共有し、それに対して医療者がどのように対応するかを説明するようにしましょう。発達段階によってはNRS 0〜10の11段階では評価が難しい場合があります。その場合は0〜5の6段階にして評価するなど、こどもに合わせて評価方法を調整するとよいでしょう。

再び痛みの定義に戻ります。「口頭での説明はあくまで一つの手段で、コミュニケーションがとれなくても痛みを感じている可能性があることを考慮する必要がある」とあります。言葉で症状を訴えることができないこどもの場合、こどもの行動を観察し、その行動が何らかの苦痛症状からの行動ではないかを考える必要があります。その際、Chapter I で述べたようにこどもの目線で考えることが重要です。こどもがなぜその行動をとるのかを想像することから始めてみましょう。実際にこどもが発する「声」だけでなく、表情やしぐさなど言葉ではない「こえ」に耳を傾けてみてください。

行動変化や生理学的反応から痛みを評価する（FLACC）

痛みを体験した際に起こす行動変化や生理学的反応に着目した評価方法として、FLACC[7,8]（**表2**）[9]があります。これは5つの評価項目（表情、足の動き、活動性、泣き声、あやしやすさ）からなる評価スケールで、軽度から重度の認知障害のあるこどもの術後疼痛、乳児から言葉を話せない幼児の手術、外傷、がん、その他痛みを伴う疾患において妥当性が検証されています。

こういった評価方法を用いる時も、NRSと同様にこどもの生活への支障を合わせて評価するとよいでしょう。単にFLACCの点数をつ

1
症状評価の基本

表2 | FLACC 行動スケール

	0	1	2
表情	無表情または笑顔	時折しかめっ面、眉をひそめている、うつむく、無関心	頻繁または持続的なしかめっ面、歯ぎしり、わななく
下肢	正常肢位またはリラックス	落ち着きがない、じっとしていられない、緊張	足を蹴る、突っ張る
活動性	おとなしく横になっている、正常位、容易に動く	じっとしていない、体位変換を繰り返す、緊張	反り返る、硬直する、ひきつけ
啼泣	泣いていない	うめく、めそめそ泣く、時折苦痛を訴える	泣き続ける、悲鳴を上げる、泣きじゃくる、不満を訴え続ける
安静度	満足している、リラックス	時々、タッチングや抱っこ、声かけをすると落ち着く、注意散漫になることもある	慰めたり安心させたりすることが困難

〔原作者のSandra Merkelの許可を得て逆翻訳法を使用し翻訳／翻訳：松石雄二朗，星野晴彦，下條信威，榎本有希，城戸崇裕，井上 貴昭　筑波大学医学医療系 救急集中治療医学分野〕

けるだけでなく、そのことで生活にどのような支障があるのかを合わせて考えることで、QOLを踏まえた介入につなげることができます。

慢性的な症状の評価には、個別のツールを作成する

FLACCなどのツールは術後痛などの急性症状には有用ですが、慢性的な症状を評価する場合は、その子により特化した評価ツールを作成し支援を行うとよい場合があります。以下に、個別評価ツールを用いた評価法を紹介します。

1 FLACCを基盤として、独自の評価ツールを作成する

神経疾患を抱えるこどもや乳幼児など、自分の言葉で症状を訴えることができないこどもの症状を評価する場合、FLACCを基盤としてその子独自の評価ツールを作成することができます。具体的には、ベッ

図2 | バイタルサインと行動、生理学的変化を用いたスケール

月　　日	時間	0	1	2	3	4	5	6
児の状態	覚醒							
	睡眠							
バイタルサイン	体温							
	脈拍数							
	呼吸数							
	血圧							
	SpO₂値							
観察	イベント							
	顔面紅潮							
	上肢の動き							
	下肢の動き							
	体幹の緊張							
	振戦							
	発汗							
	悪心							
排尿・排便	自排尿							
	導尿							
	尿便							
	便							
	浣腸後排便							
ケア・介入など	薬・PCA							
	看護ケア							

ドサイドにFLACCの表を一定期間（1〜2週間程度）置いておき、そこに看護師や担当医、その他の職種が気付いたこどもの痛みの表現を書き加えていきます。一定期間が経過した後に、診療に関わる多職種でカンファレンスを行い、こどもの痛みのサインとしてそれぞれが捉えた内容を共有し、FLACCの指標の中で特にその子に特徴的な項目や追加すべき項目があるかを話し合い、その子独自のスケールを作成します。スケールを作成する際には両親も一緒に参加すると、見守る家族の意見も反映でき、家族の負担軽減につながります。

　一定期間使用したら、再評価を行うことでより有用なスケールになります。FLACCが基盤になりにくい場合は、独自にバイタルサインと行動、生理学的変化を記載した表を準備し、独自のスケールを作成することもあります（図2）。

図3 | NRSを応用したスケール（INRS）の例

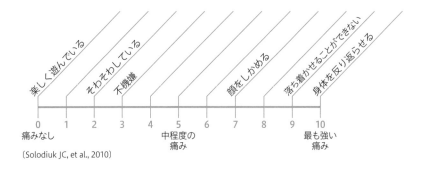

〔Solodiuk JC, et al., 2010〕

2 NRSを基盤として、客観的な痛みを数値化して評価する

　NRSなどの数値評価スケールを応用し、症状がないときの様子を0
としたときに、最も強い症状がある時の行動や言葉は何か、中等度の
痛みの際の行動は何かをチーム内で検討し、数字に合わせた言葉や行
動パターンを埋め、こどもの訴えを客観的に捉える尺度を作成する方
法（Individualized Numeric Rating Scale：INRS）もあります（**図3**）[10]。

Point

▶ こどもの症状を捉えるためには、こどもの「こえ」を大切にする。
▶ 痛みを評価するスケールとして、セルフレポートによるもの（NRS
　など）と行動変化や生理学的反応によるもの（FLACCなど）がある。
▶ スケールを用いた評価は相対的なものではなく、その子の日常生活
　と関連付けることが大切である。
▶ 慢性的な症状を評価する際には、既存のツールを基盤としてその子
　独自の評価ツールを作成することも有用である。

2 | 症状の原因を考えて評価する

　症状の捉え方について概説してきましたが、症状を捉えたらその症
状が何から来ているのか、原因を明らかにすることで介入につなげる

ことができます。こどもの症状緩和のためには、詳細な観察と診察、
検査でその原因を検討することが重要になります。

1 症状の経過を把握する

　症状の経過を把握するために、こども・家族への問診や、こどもに
関わっているスタッフから情報を集めることから始めます。情報を集
める際には、体系立てて情報を収集するとよいでしょう。ここでは痛
みの状態を網羅的に評価する方法として用いられる、OPQRST法を
紹介します。

- **O**nset（開始）：痛みがいつ始まり、いつピークだったのか？
- **P**alliative/**P**rovocative（寛解、増悪）：痛みの軽減、増悪に関連する
  要因は何か？
- **Q**uality（質）：痛みの性質はどのようなものか？
- **R**egion（部位）：痛みの部位はどこか？
- associated **S**ymptoms（随伴する症状）：痛みに伴う症状（感覚異常
  など）はあるのか？
- **T**ime course（時間経過）：痛みは持続性のものか？　周期的なもの
  か？

2 身体所見をとる

　身体診察は、こどもの症状を評価する際にとても重要な役割を果た
します。例えば、痛みの部位を訴えることができないこどもの場合、
診察所見から痛みの部位と程度を推定することができます。私自身は、
痛みを評価する上で触診をとても大切にしています。軽く触って逃避
行動が出るのか出ないのか、圧痛の部位はどこなのかを触診で推定し
ていきます。

　触診する際には、環境設定がとても重要になります。こどもがおび
えてしまったり泣いてしまったりすると正確な評価ができません。こ
どものそばに母親がいるようにするなど、環境を整えて診察に臨みま

しょう。例えば腹部を診察する場合には、ゆっくり手をお腹に乗せて本人が落ち着くのを待ってから徐々に力を加えて、圧痛や反跳痛の有無を評価するとよいでしょう。怖がるこどもに対しては、母親の膝の上に横たわってもらい触診をすることもあります。また、1回で診察を終えるのではなく、何度か診察し再現性を見てみることも有用です。

❸ 画像所見も合わせて評価する

　例えば病歴や診察所見から、腫瘍による痛みを考えたとしましょう。その場合、改めて画像を見直してみて、本当にその部位で今の痛みが起こるのかを考えます。成人のがん患者対象の研究で、がん患者の痛みの原因が「がん」もしくは「がん治療」であった割合は48％との報告があります[11]。この結果は、がん患者だからといって痛みの原因を「がん」によるものと決めつけないことの大切さを教えてくれます。がん患者においても、痛みの原因が便秘、機能性頭痛、長期臥床に伴う腰痛などであることも少なくありません。病歴、身体診察から推定される原因を画像所見も合わせて評価することで、原因に近づくことができると考えます。

> ケースから考える

スケールを使用した痛みの他覚的評価

👤 10歳　男児　脳性まひ

　脳性まひで外来フォロー中のダイキくんのお母さんが、この2週間いつもよりも緊張が強いことを心配されていました。主治医が検査を行ったところ、以前から指摘されている腎結石が尿管に嵌頓し、軽度の水腎症をきたしていました。尿管結石による痛みも考えてアセトアミノフェンの内服を開始しましたが、間欠的に強い緊張が入る状態は残存していました。緊張が痛みからくるものなのか単なる緊張なのか、はっきりしないので原因を一緒に考えてほしいとのこ

とで緩和ケアチームに依頼がありました。

　私たちが診察に行った際も、間欠的に緊張が入っているところでした。ある看護師は、やはり痛そうに見えると話し、ある看護師はいつもの緊張の範疇に見えるときもあると話していましたが、どうやら何らかの痛みはありそうというのは共通認識でした。

　間欠的な痛みを訴えるような表現は尿管結石の痛みに矛盾しない経過であったこと、画像上も以前には腎臓にあった石が尿管にあり、腎盂拡張を伴っていたことから、尿管結石による痛みがあるのではないかと考えて、尿管結石の痛みに効果があると考えられるNSAIDsの追加内服を推奨しました。NSAIDs内服開始後、ダイキくんの緊張の頻度は少なくなったことから、痛みが緊張に関与している可能性が高いと考えました。

　NSAIDs開始後、全体的な緊張は和らいだものの、それでもまだ間欠的な緊張は残存しました。そこで担当看護師と相談し、母親とも相談した上で、痛みを伴っているときに起こる様子を他覚的に捉えるためのスケールを作ることにしました。先に示した**図2**は、その際に使用したスケールです。スケールを作成するために、FLACCの項目に加えて本人が不快なときにとりそうな行動やバイタルサインを全て挙げてまとめました。その上で、痛みがあるときに起こる行動がその中のどれなのかを看護師や両親、リハビリスタッフなどと協働し、評価を行いました（**図4**）。その結果、顔面の紅潮、悪心が特に痛みがあるときの行動に合致していそうなことがわかりました。それを踏まえて、ダイキくんが顔面を紅潮させて悪心が続くときは、頓用薬を積極的に使うように対応しました。

　こどもの痛みの表現を捉えるためには、医療者や家族それぞれが捉えた痛みの表現を明示することで、共通の評価につながることがあります。

図4 │ バイタルサインと行動、生理学的変化を用いたスケール（記入例）

月　　日 時間		0	1	2	3	4	5	6
児の状態	覚醒							
	睡眠							
バイタルサイン	体温		36.1					
	脈拍数		67		69	110		74
	呼吸数							
	血圧							
	SpO₂値		98					
観察	イベント							
	顔面紅潮					○		
	上肢の動き							
	下肢の動き							
	体幹の緊張					○		
	振戦							
	発汗							
	悪心							
測定	自排尿					○		
	導尿	○						
	尿便							
	便							
	浣腸後排便							
ケア・介入など	薬・PCA					○		
	看護ケア	おむつ交換				おむつ交換		

Point

▶ 問診、詳細な診察、検査結果を合わせて症状の原因を考えることが重要である。

文献

1) Pritchard M, Burghen E, Srivastava DK, et al: Cancer-related symptoms most concerning to parents during the last week and last day of their child's life. Pediatrics, 121 (5): e1301-e1309, 2008.

2) Raja SN, Carr DB, Cohen M, et al.: The revised International Association for the Study of Pain definition of pain: concepts, challenges, and compromises. Pain, 161 (9): 1976-1982, 2020.

3) Wolfe J, Grier HE, Klar N, et al.: Symptoms and suffering at the end of life in children with cancer. N Eng J Med, 342 (5): 326-333, 2000.

4) Drake R, Frost J, Collins JJ: The symptoms of dying children. J Pain Symptom Manage, 26 (1): 594-603, 2003.

5) Wolfe J, Orellana L, Ullrich C, et al.: Symptoms and distress in children with advanced cancer: prospective patient-reported outcomes from the PediQUEST Study. J Clin

Oncol, 33（17）: 1928-1935, 2015.

6）Birnie KA, Hundert AS, Lalloo C, et al.: Recommendations for selection of self-report pain intensity measures in children and adolescents: a systematic review and quality assessment of measurement properties. Pain, 160（1）: 5-18, 2019.

7）Merkel SI, Voepel-Lewis T, Shayevitz JR, et al.: The FLACC: a behavioral scale for scoring postoperative pain in young children. Pediatr Nurs, 23（3）: 293-297, 1997.

8）Matsuishi Y, Hoshino H, Shimojo N, et al.: Verifying the validity and reliability of the Japanese version of the Face, Legs, Activity, Cry, Consolability（FLACC）Behavioral Scale. PLos One, 13（3）: e0194094, 2018.

9）松石雄二朗, 星野晴彦, 下條信威, 他：FLACC行動スケール（日本語版）, 筑波大学附属病院救急・集中治療科, 2021.
https://www.md.tsukuba.ac.jp/clinical-med/e-ccm/_src/317/FLACC_Japanese_HP.pdf
（2024年4月アクセス）

10）Solodiuk JC, Scott-Sutherland J, Meyers M, et al.: Validation of the Individualized Numeric Rating Scale（INRS）: a pain assessment tool for nonverbal children with intellectual disability. Pain, 150（2）: 231-236, 2010.

11）岸野 恵, 木澤義之, 佐藤悠子, 他：大学病院入院中のがん患者の突出痛の頻度に関する予備調査. Palliative Care Research, 10（3）: 155-160, 2015.

1

症状評価の基本

2

疼痛

　疼痛(痛み)は、こどもが抱える症状の中で最も多いものの一つです。こどもの痛みに対応するためには、こどもの痛みを捉えることが大切です。ここでは、痛みをどのように捉えて対応するかについて考えたいと思います。

1│疼痛の有病率

　ヨーロッパ4か国の入院中のこどもを対象に行った研究結果では、入院中のこどもの63%が、過去24時間以内に中等度以上の痛みを訴えていたと報告されています[1]。痛みには、疾患そのものから来る痛みだけでなく、治療や処置に伴う痛みも含まれます。

　終末期になると、その頻度はより高くなります。Wolfeらは、ほとんど全ての終末期小児がん患者に痛みがあり、そのうちの約70%が痛みによる苦痛や苦悩を経験していることを報告しました[2, 3]。その中で以下のようにまとめています。

● ほとんどのこどもが痛みに対する治療を受けていた。
● ただし、治療によって痛みが十分に緩和されたこどもは半数以下であった。
● 痛みへの対応は、緩和ケアの中心的な要素である。

　緩和されない痛みの存在は、あらゆる側面に影響を及ぼします。特に終末期が近づくにつれてその影響は強くなり、そのためにその子らしい活動ができなくなってしまうことになりかねません。

Point ▶ 痛みは入院中の3分の2のこどもにあるとされ、終末期になるとそ

の頻度は増加する。

▶ 痛みに適切に対応することで、QOLの高い生活につながる。

2 | 病態生理学的観点からの痛みの分類

　こどもの痛みに対応するためには、これまでの治療歴を含む詳細な病歴を聴取し、包括的な診察および検査を行いながら原因を検討することが重要です。重篤な疾患を持つこどもの痛みの多くは、異なる病態が複合的に関わっています。それゆえに、痛みへの対応も複合的に考える必要があります。病態生理学的観点からは、痛みを以下のように分類できます。

❶急性体性痛

　急性体性痛は、組織傷害によって末梢神経にある侵害受容器が活性化することで生じる痛みです。

例：化学療法による粘膜障害、開放創、骨折、角膜擦過傷、歯槽膿漏など

❷内臓痛

　内臓痛は、胸部、骨盤部、腹部にある臓器の侵害受容器が活性化することによって生じる痛みです。肝臓や腎臓などの固形臓器は皮膜の急激な伸展、管腔臓器の場合は消化管内圧の上昇をきたすような圧迫や伸展、内腔狭窄が原因で痛みが起こります。

例：膵炎、肝内腫瘍など

❸神経障害性疼痛

　神経障害性疼痛は、痛覚を伝える神経（体性感覚系）の直接的な損傷やこれらの神経に起因する痛みのことをいいます。中枢神経障害性疼痛は、中枢の体性感覚神経系の病変や疾患によって引き起こされる痛みのことを指します。

例：化学療法による末梢神経障害性疼痛、幻肢痛、神経変性疾患に伴う痛みなど

2

疼痛

❸ トータルペイン

1960年代にSaundersが提唱した概念です。彼女は、精神的、心理社会的（psychosocial）な側面が痛みの経験に与える影響を考慮し、身体的、精神的、社会的、スピリチュアルな葛藤の全てを包含する苦しみを「トータルペイン（total pain、全人的苦痛）」と呼びました[4]。緩和ケアを必要とするこどもたちは、痛みを感じることで自分の病気の重篤さを思い出すことがあります。そういった意味でも、痛みはトータルペインであるといえるでしょう[5]。

❹ 慢性疼痛

慢性疼痛は通常、予測される治癒期間を超えて続く痛みのことを指します。例えば、機能性腹痛、一次性頭痛、薬物乱用性頭痛、広範な筋骨格系の痛みなどが含まれます。重症な疾患を抱えるこどもの多くは、急性体性痛、神経障害性疼痛、内臓痛、トータルペインに加えて、慢性疼痛も経験しているといわれています。

ケースから考える

痛みの程度と見合わないレスキューの使用回数の増加

👤 13歳　女児　急性骨髄性白血病

アキちゃんは、急性骨髄性白血病に対して造血幹細胞移植を受けました。移植後に口腔粘膜障害による痛みが出現し、PCA（patient controlled analgesia：自己調節鎮痛法）ポンプを用いてモルヒネ投与を開始しました。嚥下時に強い痛みがあり、**図1**のとおりボタンを押してボーラス投与（急速静注）が行われていました。生着に伴い粘膜障害は改善し、徐々にボーラス回数は減少しましたが、移植後19日目より再度ボーラス回数が増加しました。診察所見上は粘膜障害の悪化はなく、疼痛の原因ははっきりしなかったのですが、21日目からはボーラス使用なくPCAは終了となりました。

後で話を聞くと、この日付き添いをしていた母親と大げんかをし

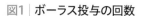

図1 ボーラス投与の回数

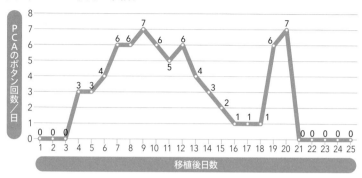

たことが明らかになりました。母親との関係性のつらさからボーラスを使用していたのです。彼女の両親は幼少期に離婚し、入院前は父親と生活をしていましたが、この日は久しぶりに母親が付き添いを行っていたとのことでした。

　こどもは、時に身体で起こっていることとは不釣り合いな痛みを訴えることがあります。その時、精神的なものだろうと決めつけるのではなく、こども自身の訴えを信じて丁寧にすくい上げることが大切です。たとえそれが突飛に思えても、こどもたちが話していることの中には真実があります。

　このケースでも、今回の事象をきっかけに、母親をはじめとした家族との関係など本人の社会環境を再評価することにつながりました。退院後の生活を考えても、そのことは重要でした。

　このように痛みには様々な問題が影響します。トータルペインの考えかたを用いて評価することが大切です。

Point

▶ 痛みは、急性体性痛、内臓痛、神経障害性疼痛の他、トータルペインや慢性疼痛などの病態に分類できる。

▶ 重篤な疾患を持つこどもの痛みは、これらの異なる病態が複合的に関わっている。

2
疼痛

痛みの評価

　こどもの痛みを適切に和らげるためには、定期的な疼痛評価とそれに対する適切な介入が必要です。疼痛評価方法は、前述したフェイス・スケールやNRS、FLACCなどを用いて行います（☞p.26、27）。

　また、評価を行う上で、大切なポイントをまとめたQUESTTアプローチも役に立ちます[6]。

❶Question the child and parent/caregiver：親子に質問する

　1歳半を過ぎると多くのこどもは「痛い」という言葉を使うようになり、4歳を過ぎると痛みの強さを話すことができるようになります（☞p.25）。また、保護者は自分のこどもの微妙な行動の変化を捉えることができます。痛みは主観的な経験ですので、自己申告による痛みの訴えは痛みの存在を知る上で非常に重要になります。

❷Use pain rating scales：適切な疼痛評価尺度を用いる

　前述したようなスケールを用いて評価を行います。誰にとっても理想的といえる評価尺度はないので、こどもに合わせてどの評価尺度を用いたらよいかを評価する必要があります。

❸Evaluate behavior and physiological changes：行動／生理学的変化を評価する

　痛みに対する生理学的な反応には、心拍数の増加、血圧の上昇、発汗、顔面蒼白または紅潮、酸素飽和度の低下、瞳孔の散大、緊張の増加、早くて浅い呼吸、高血糖などが含まれます。こどもの痛みに対する反応は発達段階によっても異なります。**表1**に、発達段階に応じた急性および慢性の痛みに対する典型的な反応を示します。

❹Secure the parent's or caregiver's involvement：保護者の関与を保証する

　こどものことを最もよく知っている保護者の意見に耳を傾け、治療

介入を行うプロセスにも保護者を含めて考えることが大切です。保護者はこどもの微妙な変化に気付くことができ、こどもを落ち着かせるために何が最も効果的かを知っている存在です。

❺ Take the cause of the pain into account：
痛みの全体的な原因を考慮する

病態生理学的な視点で痛みの原因を考えることは大切です。そのためには問診、身体診察、画像評価を行い検討します。

❻ Take action and evaluate the results：
介入を行い、結果を再評価する

痛みを評価し治療計画を立て、介入を行ったら必ず再評価する必要があります。それを基に、再度治療計画を見直しながら進めていきます。慢性疼痛において、痛みの日記（☞p.54）は、定期的な再評価に役立つツールの一つです。

表1│こどもの痛みに対する反応

年齢	急性痛	慢性痛
新生児	● 泣く、うめく ● 身体を固くする ● 足を屈曲する ● 発汗 ● irritability（過敏、イライラする様子） ● 痛みを伴う処置に対する反射的な逃避行動	● 周囲への無関心 ● Irritability 　（過敏、イライラする様子） ● 睡眠パターンの変化
幼児・ 未就学児	● 泣く、叫ぶ ● 目を閉じる、眉をひそめる、不機嫌になる ● 手足をバタバタさせる ● 保護者にしがみつく ● 落ち着きがなくイライラする	● 機嫌が悪い ● 手に負えない行動 ● 遊ばなくなる ● 睡眠障害、食欲の低下
学童期	● 泣く ● 身体を固くする、手を握り締める、歯を食いしばる、目をぎゅっと閉じる ● 痛みを伴う処置が予想されるときに時間稼ぎをして回避しようとする	● 不登校 ● 学校の成績低下 ● 社会性の低下 ● 不安、抑うつ ● 睡眠障害
青年期	● 痛みの言語化 ● 緊張が強い ● 食欲低下 ● 不眠、過眠	● 不安、抑うつ ● 自尊心の低下 ● 薬物、アルコールの乱用 ● 不眠、過眠

2
疼痛

こどもの痛みの訴えに気付く

👤 3歳　男児　神経芽腫

　ケイくんは入院直後から癇癪（かんしゃく）が強く、母親を叩く、看護師の指示を聞かないなど非常に過敏なこどもでした。診療チームは発達の課題があるのではないかと考えていました。痛みの存在の可能性について緩和ケアチームに依頼があり、関わりを開始しました。

　私たちが訪室した際も、彼はきわめて不機嫌で癇癪が強く、母親も困っている様子でした。診察をすると、身体の一部に触れられると嫌がる様子がありました。改めて画像を見直してみると、神経芽腫はTh8-11の脊柱管内に浸潤しているダンベル型の腫瘍で、触って嫌がる部位もTh8-11のデルマトームに一致していました。そこでPCAポンプを用いてモルヒネの静脈注射を開始し、増量調整を行いました。開始量の4倍量まで増量しましたが訴えは変わらず、痛み以外の関与も考えましたが、ボーラスするタイミングで少しこどもの状態が落ち着くなどの変化があるとの母親の言葉から、やはり痛みの関与が大きいのではないかと考え、さらに増量調整を行いました。開始量から8倍に増量したところ癇癪や不機嫌は消失し、穏やかに過ごせるようになりました。

　こどもの痛みの訴えには様々な形があること、痛みが強いとこどもはその子らしく過ごすことが難しくなることを改めて伝えてくれたケースでした。

疼痛に対する非薬物療法

　温冷罨法、マッサージ、ポジショニングなどのケアの工夫は、こどもの痛みの緩和に有効です。病状のために自分で体勢を整えることが難しいこどもの場合、リハビリテーションスタッフや家族と一緒に、

その子にとって快適な姿勢を見つけて対応することが苦痛緩和につながります。また、こどもにとって「家族の存在」や「同年代のこどもとの遊びや学びの機会」はとても重要で、それがこどもたちの緊張感を和らげ、痛みをはじめとした苦痛症状の緩和につながることがあります。

　また、家族の不安がこどもに影響を与えることも少なくありません。家族の不安軽減のために情報共有を行うなど、家族が安心してこどものそばにいられるようにする関わりは、こどもの苦痛緩和につながる可能性があります。

疼痛に対する薬物療法

　薬物療法の原則は、WHOの提唱する４原則に従うことが推奨されています（WHOガイドライン『病態に起因した小児の持続性の痛みの薬による治療』2012：現在は一部撤回されているが、基本的な考え方は適応可能[7]）。

- 一定間隔で投与する（by the clock）
- それぞれのこどもに合わせた治療を行う（with the child）
- 適切な投与経路を用いる（by the appropriate route）
- 二段階の戦略を用いる（by the analgesic ladder）

■ 一定間隔で投与する（by the clock）

　持続する痛みがある場合、鎮痛薬は、副作用をモニタリングしながら定期投与を行うことが原則です。今後数日間、痛みが続くと予想される場合は、24時間効果が持続するように鎮痛薬の投与を開始し、突出痛に対しては随時投与の鎮痛薬（レスキュー鎮痛薬）を追加します。できるだけ定期的なスケジュールにより血中濃度を安定させ、薬効のピークと谷を減らすことを目指します。レスキューだけで対応すると疼痛を和らげるのに時間がかかり、全体としての鎮痛薬の用量も多くなってしまいます。オピオイドの内服であれば、４時間ごとの速放製

2

疼痛

剤モルヒネまたは1日2回の徐放製剤モルヒネの使用、非ステロイド性抗炎症薬（NSAIDs）であれば長時間作用型の使用を検討します。

　一方で、痛みのエピソードが間欠的で予測不可能な場合は、まずはレスキューのみで対応することになりますが、ある程度痛みの起こるタイミングがわかるようであればできるだけ事前に投与できるように調整するとよいでしょう。がん疼痛を含む多くの疾患に伴う痛みは、活動時や運動時に特に痛みが強くなることがあります。事前にわかる痛みに対しては予防的に対応し、再燃しないように調整することが疼痛管理の基本的原則です。

　また、痛みが増悪した場合に迅速にコントロールすることも重要です。痛みの急な悪化はペインクライシスと呼ばれ、緩和ケアの領域では医学的緊急事態を意味します。緩和されない痛みは、患者のQOLに非常に大きな影響を与えるだけでなく、家族にも大きなストレスになるため、できるだけ早く対応することが重要です。

　スケジュールに従って治療を行うことで、鎮痛薬の切れ目を減らし、薬効のピークと谷のギャップを最小限に抑えることができます。定期投与する際には少量から開始し、できるだけ早くきちんと鎮痛できる量まで増量することが重要です。痛みを効果的に予測し治療することで、痛みの再発に対するこどもの不安を軽減することができます。

2 それぞれのこどもに合わせた治療を行う（with the child）

　痛みの治療は、こどもの痛みの程度や治療反応に応じて個別に行う必要があります。そして繰り返し再評価を行い、必要に応じて調整します。オピオイドを使用している場合は、過鎮静や呼吸抑制のような用量を制限する副作用がなければ、効果に応じて増量することができます。強い痛みの場合、コントロールするために大量のオピオイドが必要となることもあります。時に痛みのために鎮静が選択肢として挙げられることもありますが、鎮静を検討する前に、まずは鎮痛薬を適切に増量することを考えます。強い痛みがある場合、オピオイドを増

量しても過鎮静になることは少ないとされています。

 オピオイドによる過鎮静

こどものオピオイドによる過鎮静の評価は、難しい場合があります。持続する痛みがあった後でオピオイドを使用すると、痛みが和らぐことで眠れるようになるのか、しばらく寝ていることがあります。それがオピオイドの副作用なのか、眠っているだけなのか、評価が難しいところです。

私は、ベースに痛みがあって、ある程度オピオイドの効果がある痛みに対してオピオイドを使用した後は、呼吸抑制がなければしばらく（1日程度）経過をみることが多いです。少しでも起きて、ある程度普通に会話ができる時間があれば問題ないと考えてよいと思います。「眠ってしまったから過量」と早めに判断しすぎないことも重要です。

❸ 適切な投与経路を用いる（by the appropriate route）

こどもへの薬剤投与は、最も簡便で、最も効果的で、最も苦痛の少ない経路で行うことが原則です。経口投与は最も簡便な方法ですが、可能であれば、投与経路はこどもや家族と相談し、検討できるとよいでしょう。オピオイドの投与経路としては以下の選択肢があります。

- 経口投与
- 経腸（経鼻胃管／胃ろう）投与
- 静脈内投与
- 皮下投与
- 舌下または頬粘膜下投与（こどもの場合、難しいことも多い）
- 直腸投与

▼ 経口（または経腸）投与

最も便利で非侵襲的な投与方法で、第一選択になります。ただし、急な痛みに対して増量を必要とする場合は、静脈内投与に比べ、作用発現が遅くなることに注意が必要です（経口投与されたオピオイドは、

2

疼痛

鎮痛効果を発揮するまでに通常30〜60分を要します）。

　また、吸収効率と吸収動態は患者ごとに異なるので、少量からの開始が望ましいです。

▼静脈内投与、皮下投与

　オピオイドの静脈内投与は、通常4〜6分以内に作用が発現し（フェンタニルはより速い）、増量が比較的容易なので、特に急な痛みに対して有効な方法となります。点滴確保の必要性がありますが、特に中心静脈ラインが留置されている患者にはより簡便な選択肢になります。点滴確保が難しい場合などは、皮下投与も十分な選択肢になります。皮下投与でオピオイドを使用する場合は、0.5〜1.0mL/時程度で投与できるように濃度を調整すると、PCAポンプなどを使い1時間量を早送りで投与しても、経験上は痛みが出ずに投与が可能です。

4 二段階の戦略を用いる（by the analgesic ladder）

　薬物療法の基本は成人と同様に考えてよいのですが、成人で使われる弱オピオイドについては、小児では使用が推奨されていません。厚生労働省も、コデイン、トラマドールの12歳未満の小児患者への使用を禁忌と定めています。コデイン、トラマドールはともにCYP2D6により活性代謝物へと転換されて鎮痛作用を示す薬剤ですが、小児においてはCYP2D6の活性が低かったり、遺伝的に過度に高いケースがあったりするため、効果が不安定になることが理由とされています。したがって、12歳未満では二段階戦略を用いて対応することになります。

▼Step1：軽度の痛み

　アセトアミノフェンとNSAIDsが軽度の痛みで選択される薬です。NSAIDsの中では、イブプロフェンが小児における有効性と安全性の検証が最も多い薬剤ですが、他のNSAIDsも選択肢になります。副作用としては、NSAIDsには腎毒性、消化管毒性、出血があり、アセト

アミノフェンには肝毒性があります。

● アセトアミノフェン

　小児領域で最もよく使われる鎮痛薬の一つです。坐薬や静注製剤があるため内服が難しいこどもにも使用できます。1歳未満の小児の術後痛に対するランダム化比較試験（randomized controlled trial：RCT）においても、アセトアミノフェン投与群は非投与群と比較し術後モルヒネの使用量を30%以上減弱させたとの報告[8]もあり、新生児期から効果が期待できます。

［投与例］10〜15mg/kgを4〜6時間ごとに経口投与／坐薬／静脈内投与

● イブプロフェン

　NSAIDsの中で最も消化器系の副作用が少ないとされています。肝障害や腎障害、消化管出血や潰瘍の既往がある場合は、使用について慎重な検討が必要です。

［投与例］5〜10mg/kgを8時間おきに経口投与

● ナプロキセン

　長時間作用型のNSAIDsで、半減期は14時間程度とされています。

［投与例］5〜7.5mg/kg/回　12時間おきに経口投与（最大300mg/回）

● セレコキシブ（COX-2阻害薬）

　出血リスク、腎障害、消化器系副作用などにより、古典的なNSAIDsが使えない場合に考慮されます。

［投与例］2〜3mg/kg/回を12〜24時間おきに経口投与（最大100mg/回）

▼ Step2：中等度から重度の痛み

　痛みの程度が中等度から重度の場合は、強オピオイドの投与が必要になります。モルヒネは第一選択になりますが、腎障害があるなどモルヒネの使用が難しい場合は、他の強オピオイドの使用も検討します。STEP1を飛ばしてオピオイド鎮痛薬を使用するかどうかについては、こどもの痛みの程度や痛みによる生活への支障の度合

2
疼痛

い、痛みの原因、予測される予後などを総合的に勘案し、検討します。

● オピオイド

こどものオピオイドに対する反応は、遺伝的な背景や代謝の違いにより個人差があるとされています。特に初回投与時は少量から開始し、効果や副作用を見ながら増量していくとよいでしょう。オピオイドの換算表を**表2**に示します。副作用は成人と大きな違いはないですが、こどもではかゆみや排尿障害の訴えが多いのが特徴です。

［投与例］

注射薬：PCAポンプを用いて持続静注もしくは持続皮下注射にて投与を行うことが多いです。レスキュー量については1時間量を目安に適宜調整します。

• モルヒネ注 10μg/kg/時
• オキシコドン注 10μg/kg/時
• フェンタニル注 0.2μg/kg/時

内服薬：年少児は錠剤の内服が難しいため、散剤を使用します。その際、単シロップなどを併用すると内服しやすくなります。持続的な痛みがある場合の投与開始量を以下に記します。レスキュー量については1日の投与量の6分の1を目安に検討します

表2 | オピオイド換算表

経口・坐薬・経皮	モルヒネ（経口）mg/日	15	30	60
	モルヒネ（坐薬）mg/日	10	20	40
	オキシコドン（徐放製剤）mg/日	10	20	40
	フェンタニル（貼付剤）mg/日	0.5	1	2
	トラマドール mg/日	150	300	—
注射	モルヒネ mg/日	7.5	15	30
	オキシコドン mg/日	7.5	15	30
	フェンタニル mg/日	0.15	0.3	0.6

が、症状によって調整を行います。

- 塩酸モルヒネ散　1回100μg/kg　1日4回
- モルヒネ徐放性剤　1回200μg/kg　1日2回　12時間おきに

PCAを使ったオピオイドの導入

　PCAポンプを使用したオピオイド（モルヒネ）の導入について説明します。

　持続的な痛みがある場合は、まず以下の設定で開始します。

● モルヒネ 10μg/kg/時　ボーラス 10μg/kg/回

　ロックアウトタイム30分　1時間有効回数2回

　開始30分程度で、まず副作用がないかを確認します。副作用がなく、痛みが続いている場合は1時間程度経過を見て増量を検討します。その際、ボーラスの効果は参考になります。ボーラス投与し、持続する痛みが軽減する場合は持続投与量を15〜20μg/kg/時に増量します。増量の幅はボーラス投与による反応と副作用を見て考えます。

　その後も痛みの程度を見て、増量が必要な場合は1.2〜1.5倍ずつ増量を行います。先に述べたように、痛みが長く続くことはこどもにとって負担が大きいことですので、最初の段階でできるだけ早く鎮痛が得られるように調整を行います。

　増量しても反応が乏しい場合は、痛みの原因を再評価することが必要です。オピオイドの効果が限定的な痛みではないか、検討するとよいでしょう。

　ボーラスの投与量については、突出痛の原因と出現する状況に応じて調整を行います。持続的な痛みはコントロールできていたとしても、突出痛へのボーラス投与の量が足りず鎮痛が不十分なことがあります。例えば、造血幹細胞移植中の粘膜障害で、内服や飲水時の痛みが非常に強い場合などは、内服や飲水の前にボーラスを2回使用してみて、ボーラスの投与量が倍になったときの効果を測ります。もし2回押すことで鎮痛が得られるようなら、ボーラスの量だけを倍に増量するこ

2

疼痛

とも選択肢になります。突出痛と持続痛に対する痛み止めの使用量は異なる場合がありますので、ボーラスは必ずしも持続投与量の1時間量でなくてもよいでしょう。ただし、ボーラスを増量する場合は、1日トータルの投与量もモニタリングし、オピオイドが過量にならないか観察することも重要です。

オピオイド導入の際の説明

　オピオイドの導入に当たって、私が行う説明の例を以下に挙げます。

　「この薬は、医療用麻薬という分類の薬になります。麻薬というと、怖い薬であるというイメージがあり、一度使い始めると依存してしまうのではないかと考えるかもしれません。実際、痛みのない方が医療用麻薬を使用すると依存する可能性がありますが、痛みがある患者さんが使用する場合は、身体がバランスをとるので依存にならないとされています。ですので、私たちが管理する中でこの薬を使う場合は、依存の心配はないと考えていただいて大丈夫です」

　「カロナールやロキソニンのようなお薬は、用量や状態によって肝障害や腎障害をきたす可能性がありますが、医療用麻薬は臓器障害をきたすことがなく安全に使用できます。そのため、投与量の上限はなく、症状に合わせて薬を増量することができます。医療用麻薬と他の薬の違いは、薬の強さもありますが、痛みの種類によって薬の効果が違うと考えていただくとよいと思います。そういった意味で今の○○くんの痛みには、この医療用麻薬がより効果的と考えています」

　ポイントは、痛みのあるこどもに対するオピオイドの使用で薬物依存をきたすことはないこと、医療用麻薬の安全性、医療用麻薬を用いる理由を丁寧に伝えるようにすることです。

▶ こどもの痛みへの対応は、評価、非薬物療法、薬物療法の順で進める。

▶ 痛みの評価は、こどもの痛みの程度や反応を見ながら丁寧に進める。

▶ 薬物療法は、WHOの原則に従い、その子に合わせた治療・投与経

路を選択する。

4│慢性疼痛の診断と対応

　慢性疼痛とは、「典型的には3か月以上持続する、または通常の治療期間を超えて持続する痛み」のことを指します[9]。

　思春期患者を対象としたシステマティックレビュー*によると、小児患者における慢性疼痛の有病率は、頭痛8〜83%、背部痛14〜24%、腹痛4〜53%、筋骨格系の痛み4〜40%、多部位にわたる痛み4〜49%と報告されています[10]。WHOによる国際共同研究「学齢期のこどもにおける健康行動（HBSC）」の結果からは、思春期のこどもの44%が、過去6か月間に週単位の慢性疼痛を経験していることがわかっています[11]。

　慢性疼痛は、こどもの感情的、心理的、身体的、社会的な発達や機能に影響を及ぼすことが知られていて、一般的に、中等度から重度の疼痛を持つこどもは、慢性疼痛のないこどもと比較して、高いレベルの身体障害、感情的苦痛、不安、うつ、睡眠の問題、学業不振があると報告されています[12-15]。社会的にも、そのようなこどもは学校にあまり通えず、強い孤立感を感じているとの報告もあります[16]。さらに、小児期に慢性疼痛を抱えているこどもは、その後の人生で他の慢性的な健康問題を抱える素因となる可能性も指摘されています[17]。このように、小児期の慢性疼痛は、生涯を通じて非常に大きな影響を及ぼす可能性があるため、適切な診断と管理が重要になります。

WHOによる小児慢性疼痛ガイドライン

　WHOはこういった小児の慢性疼痛の課題に対応するため、2020年に小児慢性疼痛の管理に関するガイドラインを制定しました[18]。以下にそのまとめとなる10個のポイントを紹介します。

＊綿密で厳密な調査方法によって、既存の研究を統合した総説論文

2
疼痛

①慢性疼痛を持つこどもと家族・介護者は、biopsychosocial（身体的・精神的・社会的）な観点からケアされなければならない。痛みを単に生物医学的な問題として扱うべきではない。

②包括的なbiopsychosocialな評価は、疼痛管理に不可欠である。この評価の一環として、医療者は年齢、状況、文化に適したツールを用いて、痛みの強さと痛みがこどもと家族の生活の質に与える影響を評価する必要がある。

③慢性疼痛を持つこどもは、疼痛緩和のための適切な介入に加え、基礎疾患を徹底的に評価され、それらの疾患に対する適切な治療を受けなければならない。小児期の慢性疼痛は、併存疾患があるこどもに多く認められるため、その子の健康状態や社会的・感情的なwell-beingに影響を及ぼす疾患自体の管理も重要になる。

④慢性疼痛を訴えるこどもは、慢性疼痛の評価、診断、管理に熟練し、経験を積んだ医療者が評価する必要がある。

⑤理学療法や心理療法、薬物療法、あるいはそれらの組み合わせによる治療を、こどもの健康状態、基礎疾患、発達年齢、身体的・言語的・認知的能力、および社会的・感情的ニーズに応じて調整する必要がある。

⑥慢性疼痛を持つこどものケアは、こどもと家族を中心に考えるべきである。

• こどもと家族や取り巻く環境の健康上のニーズに合わせて、ケアを計画する。

• 家族の価値観、文化、好み、資源に合わせて調整する。

• こどもと家族が、十分な情報を得た上で協働意思決定を行うことにより、ケアにおいて積極的な役割を果たすことができるよう、関与を促し、支援する。

⑦家族および介護者は、タイムリーで正確な情報を受け取る必要がある。協働意思決定と明確なコミュニケーションは、良いケアに不

可欠である。また、こどもとのコミュニケーションは、認知・発達能力、言語能力に応じたものでなければならない。快適な場を確保し、今後の治療・ケア計画や経過に関する話し合いや質問のための十分な時間を持つ必要がある。

⑧こどもと家族、介護者は、包括的かつ統合的に評価、対応される必要がある。こどもの認知、感情、身体の健康を含め、こどもの発達とwell-beingのあらゆる側面に注意を払わなければならない。さらに、こどもの教育的、文化的、社会的ニーズについても大切な治療・ケア計画の一部として取り扱われなければならない。

⑨慢性疼痛を持つこどもには、こども、家族、介護者のニーズや要望、利用可能な資源に合わせて、学際的で複合的なアプローチを用いることが必要である。痛みのbiopsychosocialモデルでは、慢性疼痛の管理に複数の方法を用いることが支持されている。

⑩政策立案者、プログラムマネージャー、医療者、そして家族や介護者は、オピオイドを合理的かつ慎重に使用するために、オピオイドスチュワードシップ＊に留意する必要がある。

その上で、推奨される介入方法として以下の４つを示しました。

①慢性疼痛のあるこどもには、理学療法を単独で、または他の治療法と組み合わせて用いることができる（条件付き勧告、エビデンスはきわめて低い）。

②慢性疼痛のある小児では、認知行動療法とそれに準じた介入〔アクセプタンス ＆ コミットメント・セラピー（ACT）、行動療法、リラクゼーション療法〕による心理療法を行うことができる（条件付き推奨、中程度のエビデンス）。

心理療法は、対面でもリモートでもその両方を用いてもよい（条件付き推奨、中程度のエビデンス）。

＊多職種連携により安全で適切なオピオイドの使用を推進し、患者アウトカムを向上させるための取り組みのことを指す。具体的には、（1）オピオイドの適切な処方と代替薬の推進、（2）医師および患者への教育、（3）オピオイドの不正使用のリスク評価、（4）オピオイドが処方されている患者の適切な監視などが含まれる。

2

疼痛

③慢性疼痛のあるこどもでは、状態に合わせた適切な薬物療法を行うことができる（条件付き推奨、低いエビデンス）。

④状態に合わせた適切な薬理学的管理には、オピオイドスチュワードシップの原則に基づき、終末期ケアにおいてはモルヒネを使用することが含まれる（条件付き推奨、エビデンスはきわめて低い）。

　生命を脅かす疾患に伴う慢性疼痛を有する小児では、オピオイドスチュワードシップの原則に基づき、適切に訓練された医療者がモルヒネを投与してもよい（条件付き推奨、エビデンスはきわめて低い）。

　ここでは、慢性疼痛において、薬物療法だけでなく理学療法や認知行動療法の重要性を謳っているだけでなく、慢性疼痛管理におけるオピオイドの使用を厳格に考える必要性について強調しています。慢性疼痛に対しては、biopsychosocialに評価し、安易にオピオイドを使用しないことを心に留めておく必要があります。

「痛みの日記」を用いたアプローチ

　私が実践する慢性疼痛への対応として、「痛みの日記」を用いた実践を紹介します（**図2**）[19]。

　慢性疼痛を抱えるこどもを外来で診療する際には、どのような時に痛みが強くなるのか、痛みによりどの程度生活に支障が出ているのかを捉えて評価をすることがとても重要になります。しかし、多くのこどもは自分の痛みがいつどのように起こるのかわからず、いきなり襲ってくる痛みを恐れています。

　日記は自分の行動やその時の感情などを明確に認知し、自分の行動をより自己に合った行動パターンに向け直すのに役に立つツールです。しかし、日記をつけることは、自分の痛みに直面することになるので、こどもたちにとってはあまり歓迎できることではありません。日記を用いて、こども自身も痛みに対応することを自分ごととして捉え、共

図2｜痛みの日記

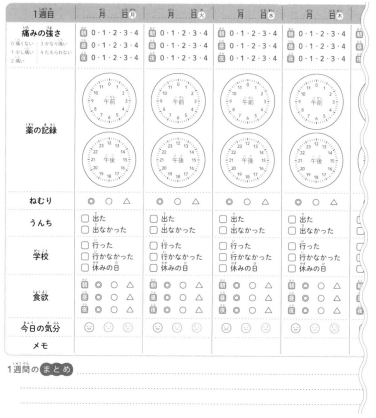

〔丸石製薬株式会社，2021〕

に考えるように促しながら日記を使うことが重要です。

　以下に、私が「痛みの日記」を使用する際に大切にしていることを記します。

❶最初の説明が重要

　外来で痛みの日記を書くように指導されると、多くのこどもは面倒だと感じるでしょう。最初に、日記をつける目的を丁寧に伝えることが重要です。そして、「無理のない範囲でつけてきてほしい」と日記をつけることを強要せずに渡すことから始めています。もし2回目の外

来受診時に日記をつけることができなかったとしても、どうしてつけられなかったのかと直接尋ねるのではなく、話の中でその背景を探索しながら、その子の抱える課題をゆっくり捉えていくことにしています。

❷日記はあくまでコミュニケーションツールの一つ

　日記を用いて痛みの評価をしたいと考えると、どうしてもNRSの点数など痛みの話題に終始しがちになります。私自身は、まず日記の中に書かれている内容から、その子がどのような毎日を送っているのかを知ることを大切にしています。特に、生活を送る中で、痛みがあることがどのような場面でより負担になっているのかを捉えることを心がけています。例えば「学校に行った」に「○」がついていて、その時の痛みの点数が高めについていたら、その内容から学校での生活はどうか？ 痛みで困っていることは何なのかを尋ねていきながら、その子の生活を垣間見るようにしています。

　また、日記の中に、自由に記述できる場所を設けています。外来で、もし気になったことがあればこの欄に書いてきてねと伝えると、そこに想いを記載してきてくれる場合があります。その内容がその子の生活をもっとよく知るきっかけになることがあります。

❸自分ごとになると発言が変化する

　痛みがどの程度だとどのぐらい生活に支障があるか、鎮痛薬を飲むのはどのタイミングが適切なのかなどは、最初は本人も気付いていないことが多いです。最初の段階では、こちら側から「いつも登校前に薬を飲んでいるけど、何か理由はあるのかな？」「飲んだ日と飲まなかった日で違いはある？」などと誘導的に質問をして、気付きを得てもらうように心がけています。こういったことを繰り返していると、そのうち本人からこの程度だと薬はこのタイミングで飲むとよさそう、などの発言が聞かれるようになります。最初にある程度のフレームを渡して、自分で考える力を高める支援を行うことが重要だと考えています。

❹あくまで痛みに焦点を当てて対応する

　日記を使って話をしていると、その背景にある心理社会的な課題が出てくることがあります。その場合、その点を深く掘り下げたくなりますが、あくまで自分は痛みの診療の担当医であることを意識して関わるようにしています。こどもと家族のニーズは痛みを和らげたいことであって、心理社会的な課題解決を必ずしも診療医に求めているわけではないと考えているからです。心理社会的な課題を取り扱う際も、課題を解決することで、痛みを和らげることにつながることを伝えるなど、痛みに関連して話を進めていくようにして、必要に応じて臨床心理士など院内の他職種や、学校の教員など院外のステークホルダーとの連携を考えるようにしています。

❺自己コントロール感を高めるお手伝いをする

　痛みが生活に与えている影響は大きく、痛みとそれに伴う心理社会的課題は、こどもたちの生活の質に深刻な影響を及ぼしています。痛みについてもどうせよくならないなどとあきらめ、自信をなくしてしまっている子も少なくありません。こどもたちの中には、いつ痛みが来るかわからず、コントロールできない感じが怖いと話す子もいます。しかし、一緒に痛みを捉えて鎮痛薬の効用と効果を考えることで、少しずつ痛みのコントロールができるようになると、自己コントロール感が高まり、生活場面での自信につながっていくことがあると感じています。

- こどもの慢性疼痛の有病率は高く、発達や機能に大きな影響を及ぼす。
- 慢性疼痛の対応に際しては、薬物療法だけでなく、理学療法、認知行動療法なども重要となる。
- こどもの慢性疼痛に対しては、biopsychosocialなアプローチで関わり、安易にオピオイドを使用しない。
- 痛みの日記は、ただつけてもらうのではなくコミュニケーション

2
疼痛

ツールとして使用することで、慢性疼痛の背景にある課題を共有で
きる可能性がある。

文献

1) Vejzovic V, Bozic J, Panova G, et al.: Children still experience pain during hospital stay: a cross-sectional study from four countries in Europe. BMC Pediatr, 20(1): 39, 2020.

2) Wolfe J, Hammel JF, Edwards KE, et al.: Easing of suffering in children with cancer at the end of life: is care changing? J Clin Oncol, 26(10): 1717-1723, 2008.

3) Wolfe J, Grier HE, Klar N, et al.: Symptoms and suffering at the end of life in children with cancer. N Engl J Med, 342(5): 326-333, 2000.

4) Richmond C: Obituaries Dame Cicely Saunders. BMJ, 331:238, 2005.

5) Warlow TA, Hain RDW: 'Total pain' in children with severe neurological impairment. Children(Basel), 5(1): 13, 2018.

6) Baker C, Wong D: Q.U.E.S.T.: a process of pain assessment in children. Orthop Nurs, 6(1): 11-21, 1987.

7) World Health Organization: WHO Guidelines on the Pharmacological Treatment of Persisting Pain in Children with Medical Illnesses. World Health Organization, 2012.

8) Ceelie I, de Wildt SN, van Dijk M, et al.: Effect of intravenous paracetamol on postoperative morphine requirements in neonates and infants undergoing major noncardiac surgery: a randomized controlled trial. JAMA, 309(2): 149-154, 2013

9) 厚生労働行政推進調査事業費補助金(慢性の痛み政策研究事業)「慢性疼痛診療システムの均てん化と痛みセンター診療データベースの活用による医療向上を目指す研究」研究班(監修), 慢性疼痛診療ガイドライン作成ワーキンググループ(編):慢性疼痛診療ガイドライン. p.22, シービーアール, 2023.

10) King S, Chambers CT, Huguet A, et al.: The epidemiology of chronic pain in children and adolescents revisited: a systematic review. Pain, 152(12): 2729-2738, 2011.

11) Gobina I, Villberg J, Välimaa R, et al.: Prevalence of self-reported chronic pain among adolescents: evidence from 42 countries and regions. Eur J Pain, 23(2): 316-326, 2019.

12) Gauntlett-Gilbert J, Eccleston C.: Disability in adolescents with chronic pain: patterns and predictors across different domains of functioning. Pain, 131(1-2):132-141, 2007.

13) Tardif H, Blanchard M, Bryce M, et al.: Normative data for children and adolescents referred for specialist pain management in Australia; EPPOC Information Series no. 2. Univ. of Woollongong; AHSRI(Australian Health Services Research Institute), 2018.

14) Kashikar-Zuck S, Parkins IS, Graham TB, et al.: Anxiety, mood, and behavioral disorders among pediatric patients with juvenile fibromyalgia syndrome. Clin J Pain, 24(7): 620-626, 2008.

15) Grimby-Ekman A, Åberg M, Torén K, et al.: Pain could negatively affect school grades—Swedish middle school students with low school grades most affected. PLoS One, 13(12): e0208435, 2018.

16) Logan DE, Simons LE, Stein MJ, et al.: School impairment in adolescents with chronic pain. J Pain, 9(5): 407-416, 2008.

17) Eccleston C, Fisher E, Howard RF, et al.: Delivering transformative action in paediatric pain: a Lancet Child & Adolescent Health Commission. Lancet Child Adolesc Health, 5(1): 47-87, 2021.

18) World Health Organization: Guidelines on the management of chronic pain in children. 2020. https://www.who.int/publications/i/item/9789240017870 (2024年4月アクセス)

19) 丸石製薬株式会社：痛みの日記(対象年齢 10代), 2021. https://www.maruishi-pharm.co.jp/medical/useful-tools/?tool-category=31/?tool-type=25(2024年1月アクセス)

3

呼吸困難

　呼吸困難は、呼吸時の不快な主観的感覚と定義されます。この感覚は、呼吸機能、身体的な呼吸努力の知覚(機械受容器、化学受容器、延髄呼吸中枢)、心理的、社会的な要素の相互作用から起こります。また、呼吸困難はしばしば恐怖や苦痛を与えることがあり、それが不安につながることもあります。したがって、必ずしも酸素飽和度(SpO_2)や血液ガス測定値の変化などの客観的な病態とは直接相関しません。酸素飽和度や血液ガス測定値が正常であったとしても息が苦しいとこどもが訴えるのであれば、呼吸困難があると考える必要があります。逆に、頻呼吸、酸素飽和度の低下、血液ガス測定値の異常があったとしても、息苦しくないというこどもについては、呼吸困難があるとはいえないのです。

1│呼吸困難の有病率

　呼吸困難は小児がん患者の58%が経験し、48%のこどもがその症状で苦しんでいるとされています[1, 2]。がんや脳性まひ、代謝疾患、先天性奇形症候群を含む緩和ケアを必要とするこどもを対象とした検討でも、50%のこどもが呼吸困難を経験するとされています[1]。
　このように呼吸困難は比較的頻度の高い症状です。呼吸困難は終末期、特に残された時間が短くなったときに起こりやすい症状とされており、成人のがん領域においては、呼吸困難が出現してからの平均予後は6か月以下であるとされています。

- ▶呼吸困難は主観的な感覚であり、呼吸数や酸素飽和度などとは必ずしも関連しない。
- ▶呼吸困難は緩和ケアを必要とするこどもの約半数以上が経験しており、予後が限られたときに起こりやすい症状とされる。

2 | 呼吸困難の病態生理学

呼吸困難の発生には、脳幹、運動皮質、大動脈と頸動脈小体にある受容体、肺にも存在する伸張受容体、胸壁間の信号など複雑な相互作用が関与しているとされています。呼吸筋の努力と呼吸器系の感覚受容器からのフィードバックとの間にミスマッチがある場合に、大脳皮質がこの入力に対する認知および情動反応を合成し、呼吸困難を引き起こすと考えられています。そして多くの場合、肺の機能障害や、胸部X線検査の異常所見を伴わないことも知られています。

- ▶呼吸困難は様々な感覚入力の相互作用で起こっている。

3 | 呼吸困難の原因

呼吸努力の増加は、気道抵抗の増加やコンプライアンスの低下、筋力低下、気道の構造的な異常によって引き起こされます。その他の原因として、代謝性アシドーシス、低酸素血症、貧血により必要換気量が増加することもあります。呼吸困難をきたす病態を**表1**に示します。

呼吸困難を起こしうる疾患は様々ですが、代表的なものとして以下のものがあります。

- ●間質性肺疾患
- ●心不全
- ●ミオパチーなどの呼吸筋機能障害をきたす疾患
- ●脳腫瘍（頭蓋内圧亢進症状）

表1 | 呼吸困難をきたす病態

貧血	肝障害または腎障害	気道に対して外圧がかかる病態
胸水	感染症	咳、喀血
気胸	低酸素血症	気道内の液体貯留
疼痛	代謝性アシドーシス	気管支けいれん
腹水	脊柱側彎症	不安、パニック、恐怖

Point

▶ 呼吸困難を起こしうる疾患としては、間質性肺疾患や心不全などが
ある。

▶ 貧血や胸水などの他、不安やパニックなどによっても呼吸困難をき
たすことがある。

4 | 呼吸困難への対応

呼吸困難の評価

　先に述べたように呼吸困難は主観的な症状であるため、言葉で症状
を訴えることができるこどもに対しては呼吸をどのように感じるかを
直接本人に尋ねることで、呼吸困難を評価します。

　言葉で症状を訴えることができないこどもの呼吸困難の評価は難し
く、表情や動作が推定する際に役に立つとされています。例えば、不
安そうな表情や落ち着きのない表情、眉間にしわを寄せるなど苦悶様
の表情などがそれに当たります。特に、乳児の呼吸困難の評価には有
用です。

　一方で、先述したとおり呼吸数、酸素飽和度、血液ガスの値などは
呼吸困難と必ずしも関連しない可能性があるので注意が必要です。

　呼吸困難の程度を評価するためには、以下のような質問が効果的で
す。

● どのくらい苦しいですか？ 0〜10の数字で教えてください。

3

呼
吸
困
難

● 息が苦しくて、日常生活でどのようなことに困っていますか？

　主観的な症状を評価するツールとしては、疼痛の評価でも用いるNumerical Rating Scales（NRS）や、Visual Analogue Scales（VAS）などが使用可能です（☞p.26）。また、疼痛評価で用いられるフェイス・スケールに類似したものとして、喘息を患う8歳以上の小児の呼吸困難の評価を支援する視覚的ツールであるDalhousie Dyspnea Scale[3]（**図1**）などを使用することもあります。こういったスケールを使用する場合は、日常生活の支障も併せて尋ねることで数字が持つ意味を理解することにつながります。主観的な訴えに加えて、客観的に捉えた日常生活の支障を合わせて評価します。

　ことばで症状を訴えられないこどもを評価するツールとしては、成人領域において意思疎通が困難な患者の呼吸困難を評価するツールとして用いられているRespiratory Distress Observation Scale（RDOS）[4]が参考になります（**表2**）[5]。小児での妥当性は検証されていませんが、重症度と症状の特徴を捉える際に役に立ちます。

図1 | Dalhousie Dyspnea Scale

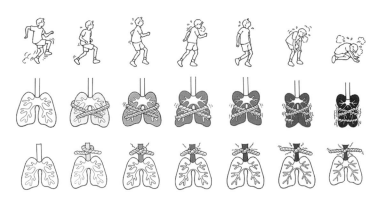

筆者注：活動度、胸の圧迫感、のどが締め付けられる感覚の程度を視覚的に示したイラストから、
　　　　今の自分の状態に近いものを選んでもらうことで呼吸困難の程度を推定する。

〔McGrath PJ, et al., 2005より〕

また呼吸困難の原因を考える上では、以下の質問を考慮します。

- 背景に（慢性的な）息切れがあるか？
- 誘発因子や緩和因子はあるか？
- 身体活動と関係があるか？
- 体位の影響を受けるか？
- 日内変動はあるか？ 夜間に悪化するか？
- パニックのような感情を伴うか？

表2 | 日本語版 客観的呼吸困難評価スケール（RDOS）

項目	0点	1点	2点
心拍数/分（回）	89以下	90〜109	110以上
呼吸回数/分（回）	18以下	19〜30	31以上
落ち着きのなさ: 患者の合目的でない動き	無	時々軽微な動き	頻繁な動き
奇異呼吸パターン: 吸気時に腹部が陥没	無		有
呼吸補助筋の使用: 肩呼吸	無	わずかに上昇	著しく上昇
呼気終末のうめくような喉音: 荒く唸るような音（呻吟）	無		有
鼻翼呼吸: 呼吸時の鼻翼の拡張・動き	無		有
恐怖におののいたような表情 （苦悶表情）	無		目を見開いている 顔面の筋肉が緊張している 眉間にしわが寄っている 口を開けている 歯をくいしばっている

- 病棟〜重症患者で使用できます。
- 患者の協力は必要ありません。
- 上記から当てはまるものを選択し、得点を計算します。
- スコア≧3で呼吸困難ありとされます。 また、スコアが高いほど症状が強いことも示唆されています。

〔Sakuramoto H, et al.,2021〕

3
呼吸困難

呼吸困難の原因に対する介入の検討

呼吸困難をきたす原因に対する治療が可能である場合は、治療を検討します（**表3**）。

呼吸困難の治療は大きく2つのカテゴリーに分けられます。

- 非特異的で症状重視の治療（例：酸素療法）
- 疾患特異的な治療（例：抗菌薬、放射線療法）

輸血、胸腔ドレーンなどの呼吸困難を軽減するための介入は、利益だけでなく時に負担を伴うこともあります。

治療の目標は、呼吸困難の軽減と同時にQOLを改善することにあります。そういった意味で治療の適否については、介入することでこどもと家族が目指したい目標に合致するかどうかを多職種で検討し、判断する必要があります。

呼吸困難に対する非薬物療法

呼吸困難の症状緩和策として、以下の方法は有効とされています。

- リラクゼーションできるような呼吸法
- リハビリテーション：リラクゼーション、最も楽な姿勢を見つける

表3 | 呼吸困難をきたす原因に対する介入策

原因となる問題	考慮すべき介入策（目標により検討）
気管支けいれん	β作動薬の吸入やステロイドの投与
肺水腫	輸液の減量・中止、利尿薬、肺炎に対する抗菌薬の投与を検討
胸水	治療・ケアの目標に合わせて穿刺の可否を検討
気道閉塞	腫瘍性閉塞であればステロイド、放射線治療を検討
分泌物の増加	強い咳が可能な場合：去痰薬を考慮 強い咳が難しい場合：アトロピン、スコポラミンを考慮
貧血	輸血を考慮
不安	ポジショニング、リラクゼーション、抗不安薬、カウンセリング

- 身体活動の負担を軽減する（車いすの使用など）
- スキンケア（特に患者が座っている／横たわっている部分のスキンケア）
- 不安や恐れを話せるような環境設定
- 現在の状況について説明し保証する
- 室内の換気
- 扇風機などを使って風を感じるようにする

1 非侵襲的陽圧換気
（non-invasive positive pressure ventilation: NIPPV）

非侵襲的陽圧換気とは、気管内挿管や気管切開を行わず、鼻マスク、口鼻マスクなどの非侵襲的なインターフェイスをヘッド・ギアやホルダーで顔面位固定し、換気を補助する人工呼吸のことです。侵襲的人工呼吸（気管内挿管下に行う人工呼吸）と比較した場合、非侵襲的陽圧換気では気管内挿管が不要なため、それに伴う苦痛やリスクを回避することができます。また、必ずしも鎮静薬を必要としないため、家族との意思疎通が可能であることがメリットになります。病状が許せば、患者の希望に応じて着脱も可能です。

一方で、マスクおよび陽圧換気によって圧迫感が強くなり、かえって呼吸困難が増強する場合もあります。また、侵襲的人工呼吸と同様に、気道に陽圧がかかるため気胸を起こすリスク、胸腔内圧上昇による低血圧のリスク、胃膨満から嘔吐し誤嚥性肺炎の引き金となるリスクも念頭に入れておく必要があります。

NIPPVを使用する際には、それが積極的な治療を目指したものなのか、症状緩和を目指したものなのか、目標を本人・家族、医療スタッフ間で共有することが重要です。それによって評価項目も変わってくるからです（例：症状緩和を目指すのであれば、装着することで穏やかに過ごせるかどうかも重要になります）。

3
呼吸困難

② 酸素療法

　がん患者に対するランダム化比較試験の結果からは、低酸素血症がある患者に対する酸素吸入療法は、空気吸入と比較して有意に呼吸困難を改善させるとの報告があります[6]。一方で、低酸素血症のないがん患者に対するランダム化比較試験の結果からは、酸素吸入療法は、空気吸入と比較して呼吸困難を改善する根拠はないものと考えられています[7]。ただ、これらの結果はあくまで成人のがん患者に対する検討であり、実際の臨床では、酸素投与することで本人の呼吸困難が軽減するかどうかを判断基準に使用を検討するとよいでしょう。

　酸素療法は、患者や家族にとって象徴的な意味もあります。親にとって、わが子が"苦しそうに息を切らしている"と感じることは大きな苦痛であり、"何とかしたい"と思った際に「何かができる」ことの意義は大きいといえます。このような状況では、その子にとって不快でないことを前提として酸素投与を行うことが、本人と家族が穏やかに過ごすことの支援になる場合もあります。

③ 呼吸法

　肺の過膨張に伴う呼吸パターンの変化は、呼吸困難の原因となります。呼吸パターンの変調へのアプローチについては成人のCOPDの患者に対する研究で複数報告があり、口すぼめ呼吸、腹式呼吸、体位の工夫、パニックへの対応法などの呼吸トレーニングは、患者の呼吸困難の軽減に有効であるとされています[8, 9]。小児においても、呼吸法を訓練できる年齢であれば検討してみるとよいでしょう。

④ 送風

　扇風機やうちわなどで顔に送風する方法は、呼吸困難を軽減する簡便で有効な方法であるとされており、いくつかのエビデンスもあります[10]。

　呼吸困難のある患者の環境整備を行う際は、温度を低めに設定し、

扇風機やうちわで顔に送風するなどの工夫は非常に有効です。

送風による呼吸困難の緩和

　心不全やリンパ管腫症など腹水や胸水貯留を繰り返す病態を抱える
こどもたちのベッドサイドには、必ずといっていいほど扇風機が置か
れています。こどもたちは経験的に、送風が息苦しさを和らげてくれ
ることを知っているのだろうと思います。

呼吸困難に対する薬物療法

1 オピオイド

　オピオイド（モルヒネ、フェンタニル、ヒドロモルフォン、オキシ
コドンなど）は現在、呼吸困難に対するゴールドスタンダードであり、
第一選択薬とされています。特にモルヒネは呼吸困難に対するエビデ
ンスも多く、オピオイドの中でも第一選択になります。モルヒネは、
μ オピオイド受容体および δ オピオイド受容体を活性化し、1回換気
量と呼吸数を減少させることで、高CO_2血症、低酸素血症、運動に対
する換気反応が低下し、努力呼吸と呼吸困難の緩和をもたらすとされ
ています。また、延髄の咳嗽中枢を抑制することで鎮咳作用を表すこ
とも知られています。

　呼吸困難に対するモルヒネの投与量は鎮痛効果の25%程度から開始
し、効果を見ながら漸増していきます。投与経路は経口が可能であれ
ば内服投与を検討しますが、呼吸状態により内服が難しい場合は、持
続静脈（皮下）注射も選択肢となります。患者がすでにオピオイドを
使用している場合は、今の投与量から漸増し、効果を見ながら調整を
行います。鎮痛目的でモルヒネ以外のオピオイドを使用している場合
は、少量のモルヒネを追加で投与することもあります。

　オキシコドン、フェンタニルについては、モルヒネと比較して呼吸
困難を緩和する根拠は少ないですが、腎機能が悪いなどモルヒネの投

3

呼吸困難

与が難しい場合は、投与を検討できる選択肢になります。

　特に病状が進行期であり、既存の治療では十分な緩和が得られない苦痛がある場合は、積極的に投与を検討してみてください。

　［投与例］
- 塩酸モルヒネ注　2μg/kg/時の持続投与
- 塩酸モルヒネ注　10μg/kg/回の単回投与
- 塩酸モルヒネ散　20μg/kg/回の投与

　　※効果、副作用を見ながら漸増を検討する。
　　※筋緊張が弱いこどもの場合は、さらに半量程度からの開始が望ましい。

２ ベンゾジアゼピン

　ベンゾジアゼピンは、不安を伴う呼吸困難に対する有効性があると考えられています。重度の呼吸困難がある成人の終末期進行がん患者を対象としたランダム化比較試験では、モルヒネとベンゾジアゼピン（ミダゾラム）の併用群がそれぞれの単剤使用群と比較して有意差はないものの、呼吸困難をより軽減させたとの結果があります[11]。しかし、ベンゾジアゼピンの単独投与については、効果が検証されていません。小児の呼吸困難に対するベンゾジアゼピンの投与についても十分な根拠がなく、投与量によっては呼吸抑制をきたす可能性もあるので、使用する際は慎重に対応しながらオピオイドとの併用を検討することがよいと考えます。

３ 輸液

　終末期における輸液と気道分泌の関係を明らかにした観察研究からは、輸液量は気道分泌量に関連すると考えられています[12]。通常の維持量の3分の1から2分の1程度の輸液に減量することで分泌物を減らし、呼吸困難を軽減する可能性があります。一方、特に終末期における輸液の減量は治療の差し控えの印象を家族に与える場合もあるので、家族にしっかりと説明した上で行うとよいでしょう。

モルヒネの併用による呼吸困難への対応

👤 10歳　男児　神経芽腫

　ユウトくんは、神経芽腫の男の子です。再発後も化学療法を続けていましたが、化学療法の効果は徐々に限定的となり、原発巣の増大を認めました。在宅で生活をしていたためフェンタニルの貼付薬2mgを使用して疼痛コントロールを行っていましたが、ここのところ息苦しさも出てきているとのことで入院となりました。

　胸部X線検査では多発肺転移とそれに伴う胸水貯留を認めました。主治医チームと検討しましたが、胸水穿刺は侵襲のわりに効果が得られないだろうとの判断となり、保存的に経過を見る方針となりました。呼吸困難の軽減のために、PCAを用いてモルヒネの持続注射を$10\mu g/kg/$時から開始しました。

　モルヒネ投与を開始すると息苦しさは幾分か軽減しました。労作時の呼吸困難についてはボーラス投与を適宜使用し、対応しました。酸素投与を行うと息苦しさは少し軽減するとのことで、酸素投与を行いながら、扇風機を使って送風できるよう準備しました。扇風機は、息が楽になると気に入って使っていました。

　一方で、症状が重なることは、ユウトくんの不安を増大させる要因となり、夜になると寂しさからパニックになることもありました。ユウトくんにとって最も安心して過ごせる場は自宅であるとのことで、家族と相談し、在宅医と連携し自宅での療養に切り替え、過ごすこととなりました。

　このケースでは、フェンタニルで疼痛コントロールを行っていましたが、モルヒネを併用することで呼吸困難の緩和につながりました。モルヒネ以外のオピオイドを使っている場合、呼吸困難に対してそのオピオイドを増量することも選択肢になりますが、場合に

よってはモルヒネを併用することで症状緩和につながることもあります。

▶ 呼吸困難は主観的な症状であるため、本人に直接尋ねたり、その子の理解力に合わせた評価ツールを利用したりして症状の質や程度を評価する。

▶ 評価ツールを使用する場合は、生活上の支障を併せて評価するようにする。

▶ 呼吸困難の原因に対する治療は、QOLを改善する可能性があれば積極的に検討する。

▶ 非薬物療法として、NIPPVや酸素療法の他、送風は有用な手段である。

▶ 薬物療法としてオピオイドは効果が期待できる。

文献

1) Goldman A, Hewitt M, Collins GS, et al.; United Kingdom Children's Cancer Study Group/Paediatric Oncology Nurses' Forum Palliative Care Working Group: Symptom in children/young people with progressive malignant disease: United Kingdom Children's Cancer Study Group/Paediatric Oncology Nurse Forum survey. Pediatrics, 117(6): e1179-1186, 2006.

2) McCallum DE, Byrne P, Bruera E: How children die in hospital. J Pain Symptom Manage, 20(6): 417-423, 2000.

3) McGrath PJ, Pianosi PT, Unruh AM, Buckley CP: Dalhousie dyspnea scales: construct and content validity of pictorial scales for measuring dyspnea. BMC Pediatr, 5: 33, 2005.

4) Campbell ML, Templin T, Walch J: A respiratory distress observation scale for patients unable to self-report dyspnea. J Palliat Med, 13(3): 285-290, 2010.

5) Sakuramoto H, Hatozaki C, Unoki T, et al.: Translation, reliability, and validity of Japanese version of the Respiratory Distress Observation Scale. PLoS One, 16(8): e0255991, 2021.

6) Bruera E, de Stoutz N, Velasco-Leiva A, et al.: Effects of oxygen on dyspnoea in hypoxaemic terminal-cancer patients. Lancet, 342(8862): 13-14, 1993.

7) Bruera E, Sweeney C, Willey J, et al.: A randomized controlled trial of supplemental oxygen versus air in cancer patients with dyspnea. Palliat Med, 17(8): 659-663, 2003.

8) Garrod R, Dallimore K, Cook J, et al.: An evaluation of the acute impact of pursed lips breathing on walking distance in nonspontaneous pursed lips breathing chronic obstructive pulmonary disease patients. Chron Respir Dis, 2(2): 67-72, 2005.

9) Hochstetter JK, Lewis J, Soares-Smith L: An investigation into the immadiate impact of breathlessnes management on the brearhless patient: randomised controlled trial. Physiotherapy, 91(3): 178-185, 2005.

10) Galbraith S, Fagan P, Perkins P, et al.: Does the use of a handheld fan improve chronic dyspnea? A randomized, controlled, crossover trial. J Pain Symptom Manage, 39(5): 831-838, 2010.

11) Navigante AH, Cerchietti LC, Castro MA, et al.: Midazolam as adjunct therapy to morphine in the alleviation of severe dyspnea perception in patients with advanced cancer. J Pain Symptom Manage, 31(1): 38-47, 2006.

12) Morita T, Tsunoda J, Inoue S, et al.: The effect of hydration on death rattle and sensation of thirst in terminally -ill cancer patients. Terminal Care, 93: 201-208, 1998. (森田達也, 角田純一, 井上 聡, 他：終末期がん患者に対する輸液が死前喘鳴と口渇に及ぼす影響. ターミナルケア, 8(3): 227-232, 1998.)

3

呼吸困難

倦怠感

　倦怠感は、身体的苦痛をもたらす最も一般的な症状の一つで、倦怠感があることでこどもの生活のあらゆる面に支障が生じ、QOLを著しく低下させる可能性があります。成人のがん患者において倦怠感は、あらゆる症状の中で最も苦痛を伴う症状とさえいわれています。

　小児がん患者の96％が倦怠感を経験し、57％の患者で倦怠感が強い苦痛症状となっているとの報告もあります[1]。一方で、倦怠感は医療スタッフに認識されにくく、家族でさえも、認識をしていても改善が難しいと考えていることが多い症状です。

　こどもの倦怠感を考えるにあたっては、各発達段階における特徴を考慮する必要があります。特に低年齢のこどもの倦怠感の診断は、自分の感情を言葉で伝えることができないため、評価が難しくなります。ゲームや遊びなど普段できることができないことが続いているときは、それが倦怠感によるものでないか考える必要があります。また、倦怠感は年齢が低いほど身体的な症状を示すことが多く、年齢が高いほど認知的、社会的、情動的な症状を示すことが多いともいわれています。

ケースから考える

心不全の進行により増強する倦怠感

👤 **7歳　女児　心不全末期**

　マコちゃんは、心不全末期の7歳の女の子です。心不全の進行に

伴い全体的な活動度が低下し、眠気が増え、注意力の低下をきたしていました。他覚的にも自覚的にも倦怠感が強い状態でした。彼女は放っておくとすぐに居眠りをしてしまい、弟と一緒に最後までゲームをすることができなくなってきました。「楽しいことが何もできない」と彼女は涙ながらにつらさを訴えていました。

　一方、彼女の家族は、病状が悪化している中でも、マコちゃんにはできるだけ普通に過ごしてほしいと願っていました。両親は、彼女が倦怠感に負けてしまったら、病状がどんどん悪くなってしまうと心配していたのです。「彼女はがんばり屋だからできるはずです」と父親は話し、できるだけ友だちと会ったり、学校に通ったりするようにしてほしいとマコちゃんに話しています。診療チームはそういった両親の想いが、マコちゃんを苦しめているのではないかと感じていました。

　そこで診療チームは両親と面談を行い、彼女の倦怠感は心不全の症状の一つで、今後状態が悪化するにつれて徐々に強くなる可能性が高いことを伝えました。そして、できるだけマコちゃんが楽しいことができるように、休息を入れながら活動する方が良い時間が過ごせるのではないかと提案しました。

　その後、両親や本人と相談し、本人が好きな科目やイベントに優先して出席できるように学校とも相談しました。またリハビリスタッフは、彼女の状態に合わせたプログラムを作成しました。

　倦怠感は、本人・家族にとってもつらい症状です。こどもの状態を伝えて、状況に応じた活動計画を立てることが重要になります。

4
倦怠感

▶倦怠感は多くのこどもが経験する症状であるが、認識されにくい症状でもあるため、倦怠感がないか常に念頭に置いておく。
▶倦怠感を評価する場合は、年齢や発達段階による特徴を理解することが重要である。

2 | 倦怠感の原因

　倦怠感は様々な因子が関与する症状で、その発生と進行に多くの要因が関与している可能性を考えて評価する必要があります。倦怠感は、大きく分けて以下のように分類できます。

・病状によるもの

・治療によるもの

・精神的なもの

　以下に代表的な倦怠感の原因を挙げます。

❶貧血

　小児がん患者の治療などで比較的頻繁に見られる倦怠感の原因の一つに、貧血があります。貧血の原因は疾患自体からくるものと、抗がん剤治療のような治療の副作用として生じるものがあります。腎機能悪化時は、腎性貧血にも注意が必要です。症状がある貧血は、タイムリーに認識し、適宜赤血球輸血などの治療をする必要があります。

❷甲状腺機能低下症

　甲状腺機能低下症は倦怠感の原因となります。原因のはっきりしない倦怠感のあるこどもに対しては、TSHやfree T4の値をチェックします。小児がん患者で頸部への放射線照射の治療歴があるこどもでは、特に念頭に置くとよいでしょう。

❸薬剤性

　薬物療法の副作用が、倦怠感の原因となることがあります。例えば、持続する痛みに対するオピオイドは、特に開始時や鎮静作用のある他の鎮痛補助薬との併用で倦怠感を起こすことがあります。また、抗がん剤治療が倦怠感を起こすことはよく知られています。

❹感染症

　感染症は倦怠感を呈しやすい病態です。熱が苦痛症状になっている場合は、感染症の治療を行いながら、解熱剤の使用も積極的に検討し

ます。

❺電解質異常、代謝異常

　倦怠感を呈している場合、電解質異常がないかをチェックすることは重要です。また、化学療法を行っている患者では、カルニチン欠乏を生じることもあります。

❻身体活動の制限

　病状が進行すると、病院や自宅のベッドで過ごす時間が長くなり、身体活動が大幅に制限されます。身体活動の制限は睡眠障害につながり、倦怠感の原因となることがあります。

　本人の体調に合わせてリハビリテーションを行うなど身体活動を増加させる取り組みは、睡眠障害を改善し倦怠感の軽減につながる可能性があります。

▶ 倦怠感は病状に伴うもの、治療に伴うもの、精神的なものに分けられる。

▶ 貧血などの病態や薬剤の副作用など、倦怠感の原因を探ることが適切な対応策につながる。

3│倦怠感への対応

　倦怠感は一般的に緩和が難しい症状ですが、特に病状が進行し、衰弱に伴い生じる倦怠感を緩和することは非常に難しくなります。できる範囲で鎮静作用のある薬剤の減量・中止（可能な場合）や、脱水症状の改善、電解質の補正などを行うことで症状が軽減する可能性があります。発熱は日中の倦怠感と夜間の睡眠障害につながるため、解熱剤を積極的に使うとよいでしょう。

　倦怠感に対するステロイドの使用は睡眠障害につながる可能性があり、倦怠感を悪化させてしまうリスクもあります。したがって、メリットとデメリットを考量した上で使用する必要があります。使用する場

合は睡眠障害を惹起しないように、午前中に投与するとよいでしょう。

[投与例]

● デキサメタゾン 0.05〜0.1mg/kg/日　1日1回　朝

　※成人の場合は4〜8mg/日
　※デキサメタゾンは作用時間が長いが、経験上は朝1回投与とした方が睡眠の確保につながる
　　場合が多い。

　また、抑うつや他の精神症状が倦怠感に関与していることも少なくありません。倦怠感は様々な要因が重なり合って生じていることが多いため、多職種によるチームアプローチで関わることが重要になります。

▶ 倦怠感の緩和は難しいことが多いが、原因となる薬剤の調整などにより軽減できる可能性がある。

▶ 倦怠感は様々な要因が重なり合って生じていることが多く、多職種で関わることが重要である。

文献

1) Wolfe J, Grier HE, Klar N, et al.: Symptoms and suffering at the end of life in children with cancer. N Eng J Med, 342(5): 326-33, 2000.

5

消化器症状、出血

1｜悪心・嘔吐

悪心とは船酔いのような不快な感覚のことで、一般的に上腹部にみられ、時に嘔吐感を伴う主観的な症状です。

嘔吐は、胃や食道の筋肉の不随意的なけいれんによって引き起こされ、口から胃の内容物が勢いよく排出されることです。嘔吐は、摂取した毒物や不要物を体外に排出するための身体の防御反応でもあり、嘔吐することで悪心が和らぐこともあります。

悪心・嘔吐の原因

悪心の原因を考える際には、病歴聴取、身体診察、画像検査が有用です。

病歴として確認したい項目としては、以下のことが挙げられます。

- 悪心・嘔吐がどのようなときに、どのように起こるのか
- 症状の質（急性か慢性か、断続的か持続的か）、嘔吐の勢い、吐物の色調（黄色、緑色、鮮血、コーヒー残渣様など）
- 食事や排便パターンとの関連、運動、匂いなどとの関連はあるか
- 食事のタイミングとの関連（食前／食中／食後）
- 嘔吐することで症状が和らぐか
- 薬物との関連（制吐薬に対する反応／最近中止した薬物があるか／副作用が予想される薬物の有無およびその摂取量：抗菌薬、抗コリン薬、ステロイド、ジゴキシン、鉄製剤、NSAIDs、オピオイド、化学療法、三環系抗うつ薬など）
- 随伴症状があるか

悪心に関連する症状と病因について、**表1**に示します。

悪心・嘔吐への対応

◉非薬物療法

悪心・嘔吐の原因にかかわらず、以下の支持療法を検討するとよいでしょう。

- こどもが好きな食事を少量ずつ摂取する
- 好きな飲み物を少量頻回に摂取する
- リラクゼーション、深呼吸（腹式呼吸）
- アロマセラピー（不安に伴う吐き気に特に効果的）
- 作業療法、音楽療法
- 良好な口腔ケア
- 不快な匂いを避ける

表1 | 悪心に関連する症状と病因

関連する症状	病因
めまい、運動に伴う症状	前庭機能障害
朝の頭痛、神経症状を伴う	頭蓋内圧亢進
多飲、多尿	高血糖、高カルシウム血症
精神症状の変化	尿毒症、低ナトリウム血症、頭蓋内圧亢進
項部硬直	髄膜関連疾患
失神のエピソード、早期満腹感	自律神経機能障害
頻尿、硬便、腹部膨満感、排便時のいきみ	便秘
便秘、しぶり腹、腹痛、緑色嘔吐	腸閉塞
胸部膨満感、早期満腹感、胃残過多	胃の排泄障害
食道灼熱感、酸味、横になると悪化する	胃食道逆流症（GERD）
右季肋部痛	胆嚢・肝臓疾患
心窩部から背中への放散痛	膵炎
心配、感情的反応	不安

◉薬物療法

　図1[1]に示すように、悪心・嘔吐を引き起こす基本的な神経経路は
4つあり、それぞれの経路が嘔吐中枢を刺激する可能性があります。
こういった嘔吐のメカニズムに基づいて薬物療法を検討することが重
要です。4つの経路はそれぞれ独立して、あるいは他の経路と協調し
て嘔吐中枢を刺激します。

図1│悪心・嘔吐の神経伝達

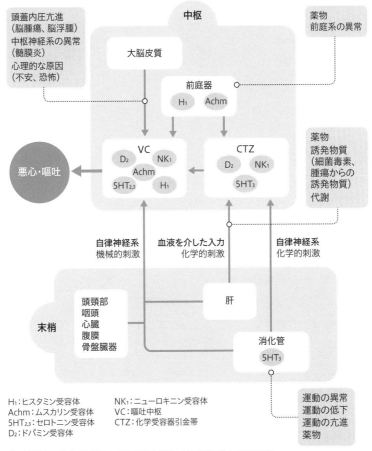

H₁：ヒスタミン受容体　　　NK₁：ニューロキニン受容体
Achm：ムスカリン受容体　　VC：嘔吐中枢
5HT₂.₃：セロトニン受容体　　CTZ：化学受容器引金帯
D₂：ドパミン受容体

〔日本緩和医療学会 ガイドライン統括委員会（編）：がん患者の消化器症状の緩
和に関するガイドライン 2017年版. p.14, 2017〕

❶ 5-HT₃拮抗薬

5-HT$_3$拮抗薬は、化学療法に伴う悪心に対して良好なエビデンスがありますが、非がん疾患のこどもの悪心・嘔吐においても有効である場合があります。

［投与例］

- グラニセトロン 0.04mg/kg/回 化学療法に対しては1日1回（追加1回まで）

❷ ドパミンD₂受容体拮抗薬

ドパミン拮抗薬は非がん疾患のこどもの悪心・嘔吐においてよく使われる薬剤です。胃や十二指腸に存在するドパミン（D$_2$）受容体を遮断することにより、アセチルコリンの遊離を促し胃腸の運動を活発にすることで悪心を軽減します。また、脳の嘔吐中枢への刺激を抑える作用もあります。

［投与例］

- 塩酸メトクロプラミドとして0.5〜0.7mg/kg/日を2、3回に分割して投与

  ※錐体外路症状に注意が必要

- ドンペリドン 1.0〜2.0mg/kg/日を3回に分割して投与

  ※6歳以上は1mg/kg/日まで、1日投与量は30mgを超えない。
  ※血液脳関門を通過しにくい薬剤であり、錐体外路症状を起こしにくい。

❸ ヒスタミンH₁受容体拮抗薬

ヒスタミンH$_1$受容体拮抗薬は、内耳の前庭と嘔吐中枢のヒスタミンH$_1$受容体に作用することで悪心を軽減します。

［投与例］

- ヒスタミン（H$_1$）受容体拮抗薬 アタラックス® 1mg/kg/回 を1日2、3回投与

Point

▶ 悪心は主観的な症状である。

▶ 悪心の随伴症状の確認が、悪心の原因を見つけることにつながる。

▶ 悪心・嘔吐を引き起こす基本的な神経経路は4つある。

▶ 薬物療法は嘔吐のメカニズムや病因に合わせて選択する。

2│便秘

　便秘は、約3分の1のこどもに見られる一般的な症状です。特に終末期においては便秘の頻度が高くなり、40〜50％のこどもに生じるとされています[2]。便秘は、腹痛、腹部膨満感、鼓腸、悪心・嘔吐につながるため、丁寧な病歴聴取と身体診察が重要になります。思春期のこどもの中には、恥ずかしさのために排便習慣などの情報を自分から話さない子もいます。そのため、客観的な情報を合わせて評価することが大切になります。

　便秘を疑う病歴や症状としては以下のものがあります。

● ここ1週間で少なくとも3回排便がない

● 便が大きくて硬い

● 便が兎糞状である

● 排便時のいきみや痛みがある

● 排便後に出血がある

● 食欲がない

● 排便後に腹痛が改善する

● 元気がない、イライラする、睡眠パターンの乱れ

● 悪臭を伴う大量のおなら

● 溢流性便秘（ゆるく、しばしば悪臭を放つ下痢便が、硬い便秘便の周囲に漏れる病態）

　診察の際には、可能であれば直腸診も行います（小児には小指を用いることもあります）。直腸診を行うことで、便の有無や硬さを評価することができ、また裂肛や痔による局所の痛みによる便秘を見つけ

5

消化器症状、出血

ることができます。はっきり診断ができない場合は、腹部X線検査で
便の状態を確認することも有用です。

Tips 便秘の背景にある病態を精査する

　好中球減少症や血小板減少症のこどもの場合には、出血や感染のリ
スクがあるため直腸診は避けた方がよいでしょう。また、下肢脱力、
感覚障害、尿閉、便失禁などの神経学的障害を伴っている場合は、背
景の病態の精査を行う必要があります。

便秘の原因

　緩和ケアチームが関わる場面での便秘は、複数の原因が混在してい
ることが多く、便秘とそれに関連する症状を緩和するためにいくつか
の介入を併せることもあります。

　以下に、緩和ケアを必要とする場面において便秘の要因となる事柄
について挙げます。

- 水分量と食事量の低下：繊維質と水分の摂取量の減少は腸蠕動の低
  下につながる可能性があります。

- 便秘になりやすい薬物の使用：オピオイド誘発性便秘（OIC）：特
  に終末期においてオピオイドの投与量が増えると、便秘が起こりや
  すくなります。その他、便秘を起こしやすい薬剤として、抗コリン
  薬、アミトリプチリンなどがあります。

- NG/EDチューブを必要とするこども：経鼻胃管・胃ろうを使用し
  ているこどもは、便秘をきたしやすいとされています。

- 神経疾患を有するこども：中枢神経系に重度の障害を有する小児は、
  重度な便秘を経験することが多いとされています。

- 活動量の低下：全身の状態が悪くなると、活動レベルが低下し、そ
  れが原因で便秘をきたすことがあります。

- 電解質の不均衡：高カルシウム血症や低カリウム血症などで便秘を

きたすことがあります。

- 痛みや不快感：様々な原因で痛みや不快感があるこどもは、トイレ
への移動を避けたり、トイレでいきむことが難しかったりすること
で便秘をきたしやすくなります。

便秘への対応

◉非薬物療法

便秘に対する支持療法としては、以下のものがあります。

- 規則正しい排便習慣の確立：食後、特に朝食後は最も便意を催しや
すい時間帯のため、年長児の場合は、プライバシーが確保された場
所で便座に座る習慣を付ける
- 理学療法などを積極的に導入し、ベッド外での活動を促す
- 食物繊維や水分の摂取量を増やす
- 腹部マッサージ（時計回り）の励行

◉薬物療法

硬便が多い場合には、浸透圧性下剤が推奨されます。一方で、軟便
だが回数が減っている場合は刺激性下剤が有効です。ただ実際は、こ
れらを併用することも多いです。

［投与例］

浸透圧性下剤

- ラクツロース　1日0.5mL/kg から開始し、便性に合わせて調整
- ポリエチレングリコール モビコール®LD　1日1包から開始（2
〜7歳）

刺激性下剤

- ピコスルファートナトリウム　滴数はこどもに合わせて検討する
が、少なすぎると蠕動痛があるだけで排便につながらないため、
効果がないときは少し多めに増量し、効果が強すぎる場合はそこ
から減量する方がよい

▶便秘は3分の1のこどもが経験する症状である。

▶診察の際は、必要に応じて直腸診も併せて行うとよい。

▶緩和ケアを必要とする場面における便秘の原因は単一ではなく、多因子性であることが多い。

▶便秘の治療は、薬物療法だけでなく排便習慣の確立などの支持療法も重要である。

3│出血

　出血に対しては、出血の原因、量と種類、病期、予後とその時点での患者と家族の目標によって、個別に対応する必要があります。

出血の原因

　出血をきたす疾患としては、以下のものがあります。

●悪性腫瘍：血液悪性腫瘍、骨髄浸潤を伴う固形腫瘍

●化学療法による血小板減少症

●放射線治療による二次性血小板減少症

●肝疾患

●播種性血管内凝固または凝固障害を引き起こすその他の疾患

出血への対応

　血小板やその他の血液製剤の輸血は、終末期でない場合、出血の治療や予防に効果が期待できます。また、凝固異常を伴う肝機能障害に対しては、ビタミンKの内服（予防）または注射（活動性の出血があるとき）が有効です。胃出血が予想される場合は、プロトンポンプ阻害薬もしくはH_2ブロッカーの投与を検討するとよいでしょう。軟部組織からの出血に対しては、圧迫包帯による圧迫、アドレナリン外用剤1,000〜5,000倍液をガーゼに直接塗布することなどが選択肢になります。

　成人では腫瘍の大動脈浸潤による動脈出血など終末期に大量出血をきたすことがありますが、小児では終末期に大量出血をきたすことはまれであり、白血病の患者でも同様とされています。とはいえ、出血の可能性がある場合は事前にその可能性について穏やかに伝えておくことが重要です。そうすることで、そのような出来事に対する家族の心構えができ、死期が近づいたこどもへの不適切な緊急処置を避けることにつながります。

　万一、致命的な出血が起こった場合は、その出血がこどもに苦痛を与えるものではないことを本人・家族に伝え、安心させることに努めます。こどもに意識があり、血を見ることで苦痛を感じている場合は、ミダゾラムによる鎮静を行うことも検討します。大量出血が予想される場合は、濃い色のタオルや寝具を使用することで、血液の視覚的な影響を減らすことができます。

▶小児では終末期に大量出血をきたすことはまれであるとされている。

▶終末期に出血の可能性がある場合は、家族と事前にその可能性について共有しておくとよい。

文献

1）日本緩和医療学会 ガイドライン統括委員会（編）: がん患者の消化器症状の緩和に関するガイドライン 2017年版. p.14, 2017.

2）Vrijmoeth C, Christians MGM, Festen DAM, et al.: Physician-reported symptoms and interventions in people with intellectual disabilities approaching end of life. J Palliat Med, 19(11): 1142-7, 2016.

5

消化器症状、出血

6

精神症状

　生命を脅かされる疾患を持つこどもたちは、様々な精神症状を呈します。精神症状は、日々の生活や治療、転帰に大きな影響を与えます。10〜18歳の小児がん患者を対象とした調査によると、約半数が気力の低下に悩まされ、3分の1以上が悲しみや緊張、心配、苛立ちなどの感情に悩まされていると報告[1] されています。精神症状への対応は、こどもと家族の生活を支える上でも大切です。

1｜精神症状の評価と介入

精神症状の評価

　他の症状と同様に精神症状についても、精神症状や行動に関する注意深い病歴聴取と、こども自身に対する直接的評価が重要です。以下に評価のポイントを示します。

- 誰がその病歴を話しているのか
- その症状に最も悩まされているのは誰か
- こどもの発達段階
- 文化的背景（家族を含む）
- こどもと家族の精神医学的な既往歴
- 病前気質、コーピングのスタイル
- 医学的背景、投与されている薬、症状緩和に用いた薬の効果
- 症状発現のタイミング
- 誘因、増悪因子、寛解因子
- 症状の強さ、治療または生活への支障

　精神症状を評価する際は、その原因を考えることが重要です。そして常に、その原因が周りの大人にあるのか、それともこども自身にあるのかを評価してください。こども自身にある場合、その症状の強さ、またはQOLへの影響を評価し、介入を検討します。また、家族や周りの大人を支援することも重要になります。

　身体症状が精神症状に影響していることも少なくありません。ある研究では、精神症状について依頼があったうち、その原因が痛みであった割合は約20％であったと報告されています[2]。精神症状を評価する際は、身体症状も併せて評価するとよいでしょう。

　精神症状の原因が家族など周りの大人にあると思われる場合は、臨床心理士など専門家による介入を検討します。

精神症状への介入

　精神症状への介入を検討する際には、必ずこどもと家族に参加してもらうことが重要です。その上で、以下について検討を行います。

- そのこどもにとって最善の治療法を特定する
- 何が起こっているかを説明することで、こどもと家族が不確実性に対処できるように支援する
- こどもの自己管理能力を高めるために、家族が果たせる役割をコーチングする

Point

▶ 精神症状を評価する際は、病歴聴取と、こども自身に対する直接的評価が重要となる。

▶ 精神症状の原因が周りの大人にあるのか、こどもにあるのかを評価した上で、それぞれに適した介入を検討する。

▶ 身体症状が精神症状に影響していることも少なくない。

6
精神症状

2│不安

　不安は、病気を持つこどもの 7 〜40%で見られる精神症状です[3]。不安の表出は、恐怖、引きこもり、イライラ、泣きわめく、集中できないなどの形で表現されることがあります。また、不安に伴い、胃腸の不調、悪心・嘔吐、頭痛、めまい、睡眠障害などの身体症状を呈することもあります。

　不安は、家族からの分離、怖い治療や痛みを伴う処置、初めての体験などに対する正常な反応の一つでもありますが、長期にわたることで病的反応になる可能性があり、対処可能な不安についてはできるだけ早期に対応することが望まれます。

　不安のリスクファクターとしては、以下の要素があるとされています。

- 診断時年齢が低い
- ICUの長期滞在・繰り返す入室
- 身体症状（痛み・呼吸困難など）がある
- 身体の動かしづらさ

不安の原因──心理社会的な問題

　心理社会的な問題は不安の原因となります。例えば、こどもは大人の会話を盗み聞きしたり、大人の抽象的な説明を十分に理解しないで誤解したりすることで、自分の病気に対して誤解や恐怖を感じたり、死に対する不安を抱いたりすることがあります。また、痛みなどの症状が自分の身体に起こったり、治療に伴う副作用を感じたりすることで不安を抱くこともあります。親の不安がこどもの不安を助長することも少なくありません。

　以下に、不安につながる心理社会的な問題についてまとめます。

- 自分の病気についての誤解や恐怖

- 死についての心配
- 大人の会話の誤認
- 身体の変化の実感
- 親の不安
- 苦痛を伴う処置

　これらに対しては、以下のような対応が効果的です。

- こどもと定期的に会話し、発達段階に応じたオープンな話し合いを促し、質問を歓迎する
- 痛みを伴う処置は処置室に限定し、こどものベッドスペースを「安全な空間」にする
- 処置の際は、必要に応じて前投薬を行う
- 家族に対して様々な支援の方法があること、その中でその子に合った方法はどれかなどの情報を丁寧に伝える
- こどもの前で言ってもいいこと・言ってはいけないことについて家族とあらかじめ共有する
- こども、家族と一緒にリラクゼーションのトレーニングを行う
- 低年齢のこどもには、人形を使った遊びの中で恐怖を表現するように促す

　こどもにとって、親は対処行動の見本となりえる存在です。そういった意味で、親の不安はこどもに影響を与えやすいとされています。親の不安や親としての葛藤がこどものケアに支障をきたしている場合、専門家による具体的な指導（ペアレントトレーニング）なども有効です。

不安の原因――医学的な要因

　不安は以下のような医学的な要因でも起こります。その際は、それぞれの症状に対応することが不安の軽減につながります。

- 疼痛
- 呼吸困難
- 心拍数の上昇（頻脈）および動悸（不整脈の可能性）

6

精神症状

- 悪心
- 内分泌機能障害
- 振戦
- 薬の副作用（アカシジア*1 など）
- せん妄*2

不安障害──生活に支障を生じる過度な不安

　前述したとおり不安は正常な反応の一つですが、過度な不安を感じてしまい自分自身でコントロールできなくなると、社会生活に支障を生じるようになります。このような状態を不安障害と呼びます。

　不安障害は、うつ病やその他の不安障害（パニック障害、全般不安症など）を併発しやすいとされています。併発すると症状が長引くため、生活に支障を生じる場合は早期に精神科への相談が必要になります。以下に代表的な疾患を紹介します。

◉心的外傷後ストレス障害（PTSD）

　以前の記憶が何度も思い出され、その場に連れ戻されたように感じ、そのときと同じ感情がよみがえる（再体験症状）、ドキドキしたり、物音に驚きやすくなったり、怒りっぽくなったり（過覚醒症状）、現実感がなくなって感情がまひしたり、自分の体験を遠い出来事のように思ったり、特定の出来事を思い出させるものに近寄れなくなったり（回避症状）する症状が1か月以上持続する場合に診断されます。

　こどもの場合、繰り返す処置などの医療体験が、侵襲度や重症度にかかわらずトラウマ（心的外傷）となる可能性について考えておく必要があります。そういった意味でも、予期不安への対応がPTSD発症の予防につながる可能性があります。

---

*1 静かに横になったり座ったりすることができない、あるいは眠ることができないなど、運動性の落ち着きのなさが特徴的な状態で、抗精神病薬の神経性副作用でよくみられる。
*2 せん妄の初期症状は不安として出現することがあり、不安が混迷や妄想と関連している場合はせん妄を疑うべきである（特に低活動型せん妄で多いが、過活動型せん妄や混合型せん妄でもありうる）。

⊙ 全般不安症（全般性不安障害）

　少なくとも 6 か月間、ほとんどの日に過度の不安を感じる場合に診断されます。

⊙ パニック障害

　こどもたちの中には、パニック症状（息切れ、発汗、めまい、悪心、震えなど）を契機に「気が狂いそう」または「死にそう」という感覚を経験することがあります。パニック発作によって 1 か月以上「また発作が生じるのではないか」という持続的な不安がある場合にパニック障害と診断されることがあります。PTSDと同様に、普段からの予期不安への対応が重要になります。

▶ 不安は病気を持つこどもの 7 〜40%で見られる精神症状である。

▶ 社会生活に支障をきたす場合は、専門家への相談を検討する。

6

精神症状

3｜抑うつ

　慢性疾患を抱えるこどもたちの 9 ％が抑うつを経験し、中でも小児がん患者は 7 〜32%、クローン病患者では29%のこどもが抑うつを経験していると報告されています[4]。病気を抱えて生きるこどもたちは、「普通の生活」が失われたと感じ、また長期の入院体験で両親や家族と離れ離れになったり、日々の処置や治療のつらさを感じたりする中で、活動への興味を失い、絶望や無価値感を抱きやすくなります。特に長期の療養を必要とするこどもたちは、行動の退行、引きこもり症状を経験し、それが抑うつにつながる可能性があります。

　家族も同様につらさを抱えています。時に自分自身のつらさとこどものつらさの区別がつかなくなることもあります。

　気持ちの温度計（**図1**）[5] は、こどもや家族が今の感情を伝えるのに役に立つツールとして利用できます。こどもや家族に、今のつらさに

図1 │ 気持ちの温度計

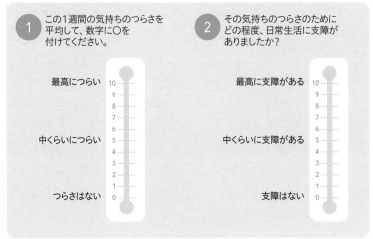

1 この1週間の気持ちのつらさを平均して、数字に○を付けてください。

最高につらい　10 9 8 7 6

中くらいにつらい　5 4 3 2 1

つらさはない　0

2 その気持ちのつらさのためにどの程度、日常生活に支障がありましたか?

最高に支障がある　10 9 8 7 6

中くらいに支障がある　5 4 3 2 1

支障はない　0

〔国立がん研究センター精神腫瘍学グループ：つらさと支障の寒暖計〕

ついて温度計を用いて示してもらうことで、医療者が客観的に気持ちのつらさを捉えることができます。同時に日常生活の支障についても尋ねることで、介入の必要性についても併せて検討することができます。

　死が差し迫った段階になると、こどもたちは内向的になりやすくなります。そういった状況のこどもに対しては言葉かけが難しくなり、それが家族や関わる医療スタッフを混乱させることがあります。こういった時期においては、こどもが触れ合いを拒否しているのではなく、使えるエネルギーを節約していることも多く、そのことについてはっきりと伝えることで、家族やスタッフの安心につながります。

　抑うつ状態が長く続き、生活に支障が出て苦痛が強い場合は、「うつ病」と診断されます。こどものうつ病は大人とは異なる症状を示すことが多く、診断がより困難とされています。気分、感情、行動の変化は、こどものうつ病の重要な徴候です。また発達段階を踏まえることも重要で、何が発達上正常で、何が年齢にふさわしいか、ふさわしくないのかを考える必要があります。

　特に慢性疾患を抱えるこどもと家族は、病気の経過を通じて、身体的、精神的、心理社会的、スピリチュアルな課題に直面します。こどもと家族が生命を脅かす疾患に適応していく過程で、落胆や悲しみ、苦痛を感じる時期が必ずあります。こういった、一過性の適応に伴う気持ちの変化を臨床的なうつ病と混同しないようにすることが重要です。DSM-5-TRなどの診断基準はこのような慢性疾患の特徴を考慮していないため、小児緩和ケアにおけるうつ病の評価において、この基準だけを判断基準とすることは時に過大評価となる可能性があります。

　抑うつのリスクファクターを以下に記します。
- うつの既往
- 気分障害の家族歴
- 家族機能の脆弱さ
- 病気による学校や社会からの孤立
- 痛みや呼吸困難などの身体症状
- 睡眠障害
- 悪液質

　中でも痛みの存在は、抑うつに強い関連があるとされています[6]。痛みが食欲や睡眠に影響を与え、それが気分低下や不安につながり、抑うつへと進行していきます。痛みへの早期の対応は精神症状の予防においても重要になります。

　また、小児がん患者のうち病状経過の説明をきちんと受けた方が、きちんと説明を受けていない患者より抑うつの割合が低いとの報告[7]もあります。病気のことをきちんと伝えることが、抑うつの予防につながる可能性が示唆されています。

希死念慮への対応

　抑うつを抱えるこどもにおいて、希死念慮の評価は重要になります。一方で、「死にたい」という想いを持つことは緩和ケアを必要とするこ

どもたちにおいて特別なことではありません。「全てから逃げ出したい」という受動的な希死念慮と、「計画と意図を持った」能動的な希死念慮とは区別して考える必要があります。

以下にこどもの希死念慮のスクリーニングツールであるASQ（Ask Suicide-Screening Questions）[8] を紹介します。

1．ここ数週間で、死んでしまいたいと思ったことがありますか？
2．ここ数週間、自分が死んだ方が自分や家族にとっていいと思ったことがありますか？
3．この1週間、自殺を考えたことがありますか？
4．自殺しようとしたことがありますか？
　　・もしそうならどのように？
　　・いつ？
5．今すぐ死にたいと思いますか？

これらの質問のいずれかに「はい」と答えた場合は、詳細な評価を行い、必要に応じて精神科との連携を検討するとよいでしょう。

抑うつへの対応

抑うつ状態のこどもに対しては、様々な環境的介入や行動的介入が有効です。特にこどもの自己コントロール感を高める介入が有効になります。例えば、日常的なバイタルサインの測定や医療ケアについての好みを聞いて、こどもが快適に過ごせるように関わったり、こどものペースに合わせて時間調整をしたりするなどを検討します。選択肢が少ない入院生活の中で、こどもが選択できる環境を作ることは重要です。美術、作文、音楽などの表現療法も非常に有効で、学齢期のこどもたちに対しては学校との連携が重要になります。

うつ病に対しては、以下の心理療法が有効とされています。

◉認知行動療法

　認知療法・認知行動療法は、「ものの受け取り方や考え方」である認知に働きかけて気持ちを楽にする心理療法です。悲観的に考えがちな考えかたのバランスを取って、ストレスに上手に対応できるこころの状態をつくっていきます。また、問題解決、リラクゼーション、または気晴らしを用いて参加者の対処能力を改善することを目指します。

◉親へのコーチング

　親がこどもへの対処を主体的に行えるよう援助することを目的としています。コーチングを行うことで、こどもの情緒的健康を支える積極的な役割を親に与えることにつながります。

　こういった心理療法と併せて、薬物療法を行います。こどものうつ病に対する薬物療法としては、選択的セロトニン再取り込み阻害薬（SSRI）や、メチルフェニデートなどが用いられますが、専門的な判断が重要になるため、専門家に相談しながらすすめることが重要です。

▶ 慢性疾患を抱えるこどもは抑うつの割合が高い。

▶ 抑うつが長期化しうつ病を発症しないよう関わることが重要である。

▶ こどもの自己コントロール感を高める介入が有効である。

4 ｜ せん妄

　せん妄は「意識、認知、知覚の障害が短期間で発症し、変動する脳の機能障害」のことをいいます。実際の症状としては、注意障害、サーカディアン・リズム障害（睡眠覚醒リズム障害）、思考の障害（思考の過程や内容、妄想など体験様式の異常）を呈します[9-11]。死亡直前の成人のがん患者では、68〜88％でせん妄をきたすとの報告[12]があるように、せん妄は有病率が高いにもかかわらず、医療者はせん妄を呈

6

精神症状

した患者の20〜50％程度しか症状を認識していないという報告[13] があるなど、捉えることが難しい症状でもあります。

　こどものせん妄は、成人よりも症状の変動が激しいといわれ、特に情緒不安定、注意力の低下、睡眠覚醒リズム障害が起こりやすいとされています。乳幼児のせん妄は特に捉えることが難しいですが、「行動の乱れ」「ベースラインからの行動の変化」「過敏性や無気力の悪化」などが乳幼児のせん妄で起こりやすいとされています。重い身体症状がある乳幼児では、常にせん妄を鑑別に挙げて対応することが大切になります。

　せん妄は、過活動型、低活動型、混合型に分けられます（**表1**）[14]。

　特に身体症状が重症であるこどもは、低活動型せん妄を起こしやすいとされていますが、昏睡状態に近くなるほど、だるく、無気力に見えるため、うつ病と誤認されることも少なくありません。さらに、たとえせん妄と同定されても、危険行為などが見られないために何もせ

表1 | **せん妄のタイプ**

過活動型せん妄	24時間以内に以下のうち2項目以上の症状（せん妄発症前より認める症状ではない）が認められた場合 • 身体活動性の量的増加 • 活動性の制御喪失 • 不穏 • 徘徊
低活動型せん妄	24時間以内に以下のうち2項目以上の症状（せん妄発症前より認める症状ではない）が認められた場合（活動量の低下または行動速度の低下は必須） • 活動量の低下 • 行動速度の低下 • 状況認識の低下 • 会話量の低下 • 会話速度の低下 • 無気力 • 覚醒の低下／引きこもり
混合型せん妄	24時間以内に過活動型ならびに低活動型の両方の症状が認められた場合

〔Meagher D, et al., 2008より表を作成〕

ず経過観察とされていることもあります。

　しかし、せん妄による患者ならびに家族の苦痛を調査した研究では、せん妄は低活動型であっても過活動型と同等に患者・家族に苦痛をもたらすことが報告されています[15, 16]。また治療については、低活動型せん妄であっても、抗精神病薬に反応する可能性があることも指摘されており、積極的に評価し対応することが重要になります。

せん妄の原因

　せん妄を疑った場合には、**図2**に示すように、直接因子、準備因子、促進因子を考えることが有用です。直接因子となるのは、電解質異常、脱水、感染症などの身体的原因や薬剤などが挙げられます。

　せん妄の直接因子になりやすい薬剤を**表2**[17]に示します。せん妄を疑った場合、こういった原因があるものと考えて、まずは直接因子が何なのか検討してみましょう。準備因子とはせん妄を発症しやすい素

図2 せん妄の直接因子・準備因子・促進因子

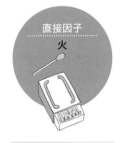

直接因子
火

- 電解質異常
- 低酸素血症
- アシドーシス
- 低アルブミン血症
- 発熱
- 脱水
- 感染症
- 手術
- 薬剤
- 離脱症候群

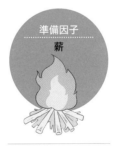

準備因子
薪

- 年齢
- 遺伝的素因
- 神経疾患
- 精神疾患
- 視覚障害
- 聴覚障害

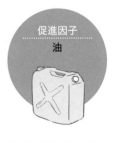

促進因子
油

- 点滴類、ドレーン類、身体拘束
- 痛み
- 不安・抑うつ
- 環境（明るさ、騒音、ICU）
- 睡眠障害

6

精神症状

表2 | せん妄を起こしやすい薬剤

- ベンゾジアゼピン系薬剤、非ベンゾジアゼピン系睡眠薬
- オピオイド
- 抗ヒスタミン薬
- H_2ブロッカー
- 抗コリン薬
- 抗菌薬

〔厚生労働省, 2021〕

因のことで、年齢や神経疾患、視覚・聴覚障害などがあります。促進因子とは、せん妄をより発症しやすい状況に近づけてしまう要因のことであり、ICUなどの環境因子や身体拘束などが挙げられます。近年、促進因子へ働きかけることでせん妄を予防できるとの報告[18]もあり、促進因子への対応は重要です。

せん妄への対応

◉非薬物療法

せん妄に対する非薬物療法としては、主に促進因子に対して考慮されます。身体的要因(痛み・便秘・尿閉・不動化・点滴類・身体拘束・視覚障害・聴覚障害)、精神的要因(不安・抑うつ)、環境変化(入院・ICU・明るさ・騒音)、睡眠(不眠・睡眠関連障害)などの要素に対して介入可能な範囲で適正化を検討します。

具体的には、以下の方法があります。

- 症状緩和策の強化・可逆性の病態の是正
- 両親をはじめとした家族の存在、ケアの参加
- 訪室者を制限し、慣れ親しんだ医療スタッフで対応する
- 自宅にある心地よい物をそばに置く
- 今いる場所がわかるものを置く
- 睡眠環境の最適化

- 昼夜の区別をつける工夫（夜間は騒音、光、刺激を最小限に抑える など）

せん妄への具体的な対応のステップの例を以下に挙げます。
- ベンゾジアゼピン系薬剤によるせん妄を除外する
- 鎮静薬を投与している場合は、鎮静薬の減量または他の鎮静薬への スイッチを検討する（ミダゾラムからデクスメデトミジンなど）
- オピオイドによるせん妄を疑う場合には、オピオイドスイッチを検討する
- せん妄の原因となりうる薬物（抗コリン薬など）の影響を除外する
- 薬物の離脱症状を除外する（WAT-1スコア*などの使用）
- 昼夜の区別を促す（日中は昼寝をしない、窓から日光を浴びる、時間がわかる工夫をするなど）

◉薬物療法

せん妄に対しては、抗精神病薬での対応が推奨されます。以下に代表的な薬剤を記します。
- ハロペリドール　10〜20μg/kg/回　3歳以上
- リスペリドン　0.25mg/回　体重15kg以上
- クエチアピン　0.5mg/kg/回

ケースから考える

薬物の影響によるせん妄

👤 15歳　女児　心不全

メイちゃんは原疾患の病状悪化に伴い、大量の胸水貯留を認めたため、ICUでの管理が行われることになりました。ICUに入ったメ

＊小児重症患者のオピオイド、ベンゾジアゼピンの薬物離脱症状を判断するためのスケール、Withdrawal Assessment Tool-1(WAT-1)によるスコア。

イちゃんは落ち着かない様子でした。私はメイちゃんに尋ねました。

「こういうふうに具合が悪くなる患者さんに起こることがあるから聞くけど、夜に幻覚が見えたり、いないはずの人がそばにいるような感覚があったりすることがあるんだよね。すごくびっくりしたり、おかしくなったんじゃないかと思ったりする人もいて、なかなか話しにくいと思うんだけど、決して頭がおかしくなったとかそんなんじゃなくて体調による変化なんだよね。あなたの今の状態を見ると、そういったことが起こっても不思議じゃないんじゃないかなって思っているんだけど、そんなようなことあったりする？」

メイちゃんは少し困惑しながら、でも安心したように言いました。

「うん、ある。昨日夜にオレンジの薬を（経鼻チューブから）入れてもらったんだけど、その後からすごく変な感じになって、近くにいない人がいるみたいな感じだったんだよ。よく寝られなかった」

担当看護師に確認すると、オレンジの薬はトリクロホスナトリウムであることがわかりました。おそらくトリクロホスナトリウムによりせん妄が惹起されたと考えて、夜間不眠時の対応として抗精神病薬での対応に変更してもらうこととしました。

せん妄は本人にとってつらい体験です。一方で、過活動型せん妄以外は他覚的に捉えることが難しい症状でもあります。せん妄が起こる可能性があるこどもに関わる際は、せん妄を意識して質問してみることが重要です。

一方でせん妄の体験は、特に思春期のこどもにとっては話しにくい体験でもあります。自分がおかしくなってしまったのではないかと不安に感じているこどももいます。このケースのように、そういったこどもの想いに配慮して声をかけることを忘れないでください。

▶ せん妄は頻度が多いわりに認識されにくい症状であり、常にせん妄を鑑別に挙げておく必要がある。

▶ せん妄を疑った場合には、直接因子、準備因子、促進因子を考え、
介入可能な促進因子を中心に対応を検討する。

文献

1) Collins JJ, Byrnes ME, Dunkel IJ, et al.: The measurement of symptoms in children with cancer. J Pain Symptom Manage, 19(5): 363-77, 2000.

2) Steif BL, Heiligenstein EL: Psychiatric symptoms of pediatric cancer pain. J Pain Symptom Manage, 4(4): 191-6, 1989.

3) Pao M, Bosk A: Anxiety in medically ill children/adolescents. Depress Anxiety, 28 (1):40-9, 2011.

4) Hain R, Goldman A, Rapoport A, et al.(eds.): Oxford Textbook of Palliative Care for Children, 3rd edition. Oxford University Press, 2021.

5) 国立がん研究センター精神腫瘍学グループ：つらさと支障の寒暖計. https://ganjoho.jp/public/dia_tre/dia_tre_diagnosis/hikkei_mynotes/hikkei_mynotes03. html（2024年2月アクセス）

6) King S, Chambers CT, Huguet A, et al.: The epidemiology of chronic pain in children and adolescents revisited: a systematic review. Pain, 152(12): 2729-38, 2011.

7) Jalmsell L, Kontio T, Stein M, et al.: On the child's own Initiative: parents communicate with their dying child about death. Death Stud, 39(1-5): 111-7, 2015.

8) National Institute of Mental Health: Ask Suicide-Screening Questions（ASQ）Toolkit. https://www.nimh.nih.gov/sites/default/files/documents/research/research-conducted-at-nimh/asq-toolkit-materials/asq-tool/screening_tool_asq_nimh_toolkit_0. pdf（2024年2月アクセス）

9) Franco JG, Trzepacz PT, Mejía MA, et al.: Factor analysis of the Colombian translation of the Delirium Rating Scale(DRS), Revised-98. Psychosomatics, 50(3): 255-62, 2009.

10) Meagher DJ, Moran M, Raju B, et al.: Phenomenology of delirium. Assessment of 100 adult cases using standardised measures. Br J Psychiatry, 190: 135-41, 2007.

11) Thurber S, Kishi Y, Trzepacz PT, et al.: Confirmatory factor analysis of the Delirium Rating Scale Revised-98(DRS-R98). J Neuropsychiatry Clin Neurosci, 27(2): e122-7, 2015.

12) Lawlor PG, Gagnon B, Mancini IL, et al.: Occurrence, causes, and outcome of delirium in patients with advanced cancer: a prospective study. Arch Intern Med, 160(6): 786-94, 2000.

13) Inouye SK, Foreman MD, Mion LC, et al.: Nurses' recognition of delirium and its symptoms: comparison of nurse and researcher ratings. Arch Intern Med, 161(20): 2467-73, 2001.

14) Meagher D, Morgan M, Raju B, et al.: A new data-based motor subtype schema for delirium. J Neuropsychiatry Clin Neurosci, 20(2): 185-93, 2008.

15) Breitbart W, Gibson C, Tremblay A: The delirium experience: delirium recall and delirium-related distress in hospitalized patients with cancer, their spouses/caregivers, and their nurses. Psychosomatics, 43(3): 183-94, 2002.

16) Morita T, Hirak K, Sakaguchi Y., et al.: Family-perceived distress from delirium-related symptoms of terminally ill cancer patients. Psychosomatics, 45(2): 107-13, 2004.

17) 厚生労働省：重篤副作用疾患別対応マニュアル 薬剤性せん妄, 令和3年10月15日 第13回重篤副作用総合対策検討会. https://www.mhlw.go.jp/content/11121000/000842170.pdf（2024年3月アクセス）

18) Hshieh TT, Yue J, Oh E, et al.: Effectiveness of multicomponent nonpharmacological delirium interventions: a meta-analysis. JAMA Intern Med, 175(4): 512-20, 2015.

6

精神症状

臨死期への対応

　治癒が望めない状況においても、積極的治療と緩和的治療は両立する中で進んでいきます。その中で、助からないことが確実であろうとなったときに、治療・ケアの目標は「こどもと家族が穏やかに過ごすこと」になります。

　臨死期において重要なことは、こういった目標を家族および医療チーム内で共有することです。医療チーム内では共有できていても家族の理解が十分でない場合、穏やかに過ごすために行っているケアが、家族にとっては医療者があきらめているように映るかもしれません。

　臨死期において医療チームができることは、こどもができるだけ穏やかに過ごせるようにすること、そして家族がこどもの死に備えるための支援を行うことです。ただし、臨死期の苦痛の全てを予防し、取り除けるわけではありません。包括的なチームアプローチを行いながら、できるだけ穏やかに過ごせるための支援を検討します。具体的には、以下の対応を行うとよいでしょう。

- 臨死期にこどもに起こりうる身体症状、精神症状に対して本人・家族が対処できるよう支援する。
- こどもの人生の最期の瞬間のための準備を、家族ができるように支援する

1│終末期の見通しを家族と共有する

面談の進めかた

　こどもの病状が変化し、疾患に対する治療がもはやそのこどもに

とっての利益にならなくなってきた段階で、医療チームとして治癒が
もはや不可能であることを家族に伝える必要があります。これは家族
が死に備えるために大変重要なプロセスになります。こういった面談
には、病気の経過の中でこどもと家族に最も深く関わってきたスタッ
フが同席できるとよいでしょう。また、面談を行う前に医療チーム内
で、今回の面談のポイントと話し合いの目標を明確にしておくことは
有用です。面談は一度ではなく何度も行う必要があることを前提にし
て、準備をしておくとよいでしょう。

　面談を行う際には、以下のようなことを念頭に進めます。

- こどものこれからの見通しや予後についての家族の理解を確認する
- こどものこれからについてのイメージを共有する
- 様々な感情的反応や質問に対して、常にオープンに対応するように
  心がける

「死が避けられない状況」の説明

　死が避けられない状況においては、その情報を両親に思いやりを
もって正確に伝えることが重要です。家族をつらい知らせから守ろう
とするあまり、時に曖昧で婉曲的、間接的な表現をしてしまうことが
ありますが、婉曲的な表現では正確に伝わらないこともあるので注意
が必要です。一度正確に情報を伝えたら、多くの場合繰り返し説明を
行う必要はありません。家族自身が、自分のこどもの死が近づいてい
ることを言語化できるのには少し時間がかかります。家族が言語化で
きないことを理由に繰り返し説明を行うことは、かえって家族に負担
をかけることになる場合があることを知っておく必要があります。

「これからの治療」についての話し合い

　こどもの場合、亡くなる直前まで積極的治療が行われていることが
多いことが知られています[1,2]。そういった積極的治療は、死が避け
られない状況においては効果が限定的で、むしろ、こどもにとって負

担になることがありますが、このような治療の変化は、医療者と家族にとって、時に受け入れがたい状況をつくることになります。

　例えば、終末期には、食べたり飲んだりができなくなることがあります。両親は、こどもに食べ物や飲み物をとらせることは親の最も基本的な責任と考えることが多く、食べたり飲んだりすらできない状況は、家族にとってつらいことです。

　これまでの医療経験を踏まえて、家族の中には経管栄養や中心静脈栄養を開始することに非常に前向きな人もいれば、こどもが食べたり飲んだりできないのは病気の自然な進行だと考える人もいます。終末期における水分や栄養の摂取は、腹痛や腹部膨満感、全身の浮腫などの副作用をきたす可能性もあります。そういったことを総合的に考えて話し合いをする必要があります。その際、こどもにとって快適であることを中心に話を進めるとよいでしょう。

輸血の適否

　小児がん患者の終末期における輸血も、難しい課題の一つです。これまで定期的に血液検査を行いながら輸血の必要性を検討することが日常であったことを考慮すると、急に輸血を行わないことは受け入れがたい場合があります。

　残された時間が日の単位と想定される状況にあった場合、輸血が状態を調える可能性が少ないことは、医学的には自明です。しかし、医療チームが輸血をしないことを提案すると、家族は医療チームが治療をあきらめていると感じ、否定的な感情を持つ可能性があります。

　終末期においては、「ヘモグロビンの値を是正することを輸血の目標にするのではなく、こどもの症状緩和につながるかどうかを指標に輸血の適否を考慮しましょう」と伝えると、状況を共有しやすくなります。実際に輸血の効果を家族と一緒に評価し、益よりも害が多いと判断できれば、納得して治療を変更することができるでしょう。このような対話の積み重ねが重要になります。

苦痛症状の緩和を中心に据えた臨死期への対応

👤 10歳　男児　悪性リンパ腫

　ヒロくんは頸部原発の悪性リンパ腫の男の子です。化学療法、造血幹細胞移植などを行いましたが、病気は再発してしまいました。消化管に再発した腫瘍からの持続的な出血があり、治療を行うことはむしろ出血を助長してしまうのではないかと治療チームは考え、これ以上の抗腫瘍治療を行わない方針となりました。ヒロくんと家族は、これまで行ってきたつらい検査や処置はせずに、できるだけ自由に、穏やかに過ごしたいと希望していました。

　そこで、ヒロくんと家族と話し合い、これまで行ってきたような定期的な血液検査は実施せず、ヒロくんの苦痛症状に合わせて輸血を行う方針として管理を行いました。貧血による呼吸困難や倦怠感が生じてくるタイミングで輸血を行うことで、ヒロくんは穏やかに過ごすことができました。

　症状が進行し、ヒロくんは長時間起きていることが難しくなってきましたが、起きている時間帯には好きな映画を見たり、好きなジュースを少し口に含んだりして過ごしていました。これまでの治療の中で、むくみはつらい症状の一つだったので、無理な輸液はせずに経口摂取できる範囲で過ごすこととしました。ヒロくんは最期のときまで好きなジュースを飲んで、静かに旅立ちました。

　臨死期における治療方針については、本人・家族の準備状況に合わせて対応することが重要です。医学的に正しいことが、本人・家族にとって正しいとは限りません。こどもと家族の意向を十分に踏まえて支援していくことが大切になります。

7

臨死期への対応

▶ 臨死期においては、これからの見通しを家族と共有することが重要
である。

2│今後起こりうる症状を共有する

起こりうる症状とその対処法

　死が近づくにつれて起こりうる症状とその対処法について、家族と
共有しておくことはとても重要です。

　死の数週間前から数日前にかけて、以下のような症状が見られます。
- 日常活動の低下
- 眠っている時間の増加
- 対話などのやりとりの減少
- 体重の減少／増加
- 呼吸状態の変化
- 外部との交流の減少

　また、死の数日前から数時間前には、次のような症状が見られます。
- 呼吸の乱れ：呼吸パターンは浅く速いものから、断続的な無呼吸を
  伴う深いものまで様々
- ゴボゴボと音を立てる分泌物（death rattleと呼ばれる）

　このような情報を知っておくことは、家族にとってこれから起こる
ことについて準備できるという意味でとても重要ですが、一方で亡く
なるという現実と直面する作業でもあります。情報は一度に伝えずに、
家族の準備状況に合わせて段階的に伝えることが大切です。

　看取りに際しての情報を伝えるパンフレットなどを利用するのもよ
いでしょう。緩和ケア普及のための地域プロジェクト（OPTIM）が作
成した『これからの過ごし方について』のパンフレットには、死が近
づくにつれて起こりうる症状を伝えるのに役に立つ情報が含まれてい

表1 | これからの時期のからだの変化——看取りのパンフレットから

> 体温のコントロールが難しくなります。
>
> 意思に関係なく手足が勝手に動いたりすることがあります。
>
> 突然つじつまが合わないことを言ったり、いつもと違う行動を取ることがあります。

> 寝ている時などに浅くて不規則な呼吸がみられ、モニターをつけている場合は、SpO₂の一時的な低下がみられはじめます。
>
> 呼吸の回数が増えたり、肩で呼吸する様子がみられることもあります。
>
> 大きくいびきをかくような呼吸やのどでゴロゴロした音がきこえることもあります。

（塩飽 仁, 他, 2017より抜粋）

ます[3]。『これからの過ごしかたについて—子ども版—』も開発されています（**表1**）[4]。

亡くなるときの予測は難しい

　家族には、最期のときは深呼吸をした後、数秒間、次の呼吸をしないことがあることを説明しておくとよいでしょう。亡くなる前に不規則な呼吸パターンになることは珍しいことではありません。そういった意味で、いつが最期の呼吸になるかを予測することは難しいことが多いです。

　また、投薬や入浴、移動などの後で亡くなることもあります。これらの出来事とこどもの死は関連がないことが多いですが、家族にとっては衝撃が大きく、亡くなったことと関連付けて考えてしまうことも少なくありません。臨死期においてケアを行う前に、こういった出来事の後で亡くなってしまうこともあるが、それは直接の関連はないのでそればかりを気にせずに、できるだけお子さんにとって穏やかになることを目指した関わりをしていきましょう、などと声をかけておくとよいでしょう。

- これから起こりえる症状を医療者間で共有し、対応法について検討し、家族とも共有するとよい。

3│終末期の症状への対応

終末期に特によく見られる症状としては、痛み、呼吸困難、せん妄の3つが代表的です。しかし、これらの症状を効率的かつ効果的に緩和することは難しい場合も少なくありません。

終末期の症状に対する薬物療法においては投与量の上限はなく、痛み、呼吸困難、せん妄をコントロールできるところまで投与量を調整するとよいでしょう。

終末期のオピオイドの調整

終末期のオピオイドの増量については、臨床的に悩むことも多いかと思います。私は、ボーラス投与を行い、効果があるかどうかを指標に増量を検討しています。効果については、本人と家族、関わる医療スタッフで総合的に検討する必要があります。悩んだ場合は、少し増量してみて効果を見ていきます。増量することでせん妄を助長するなど害がある場合は、再度減量することを検討します。

苦痛緩和のための鎮静（緩和的鎮静）

終末期の苦痛がどうしても緩和できないとき、鎮静は選択肢の一つになります。

小児の緩和的鎮静に関するコンセンサスガイドラインは発表されていません。成人のガイドラインに従い[5]、以下のような状況においては緩和的鎮静について検討します。

- 難治性の苦痛症状を有していること
- 治癒が望めない状況であること

- 非薬物療法を含め、考えうる症状マネジメントが尽くされていること
- 上記について（可能であれば）、緩和ケアの専門家に相談していること
- 死が近い状況にあること

　ここで大切なことは、緩和的鎮静は、決して両親・家族や医療スタッフの苦痛症状への対処のために行うべきではないということです。本人を主語にして考えることは、この場面においても大切になります。

◉難治性の苦痛症状を評価する

　苦痛を伴う症状が、管理が難しいだけではなく本当に難治性であることを確認するために、こどもの評価を繰り返し行うことが重要になります。可能であれば、その子の基礎疾患について詳しい専門家や緩和ケアの専門家にも評価に加わってもらうとよいでしょう。担当チームだけではなく、担当チーム外の医師、多職種とも状況を共有し、共に評価を行います。その上で、全ての適切な処置や介入、薬物療法、非薬物療法が実施されていることを確認します。

　難治性の苦痛症状については、『がん患者の治療抵抗性の苦痛と鎮静に関する基本的な考え方の手引き 2023年版』の「治療抵抗性と判断する目安」（**表2**）[5]が参考になります（ここでは、せん妄と呼吸困難について引用しています）。

◉緩和的鎮静の臨床的必要性を評価する

　評価は多職種カンファレンスで行われる必要があります。出席するメンバーは、プライマリケアチーム（医師・看護師を含む）、麻酔科医、小児緩和ケア専門医、他の領域が専門の小児科医師、リハビリテーションスタッフ、MSW、チャイルド・ライフ・スペシャリストなど、自施設の中で可能な範囲で集まり、検討できるとよいでしょう。

　本人と家族に対しては、緩和的鎮静を考える具体的な医学的適応と、

表2 | 治療抵抗性と判断する目安

せん妄

　以下のような対応をすべて行う、または、行うことができるかを十分検討しても興奮・焦燥、幻覚・妄想といった症状のコントロールができない場合に治療抵抗性と判断する。

- ☐ 基盤になるケア（苦痛に対する閾値をあげ人生に意味を見出すための精神的ケア）を十分に行っている
- ☐ 対応可能な直接因子に対する対応を十分に行っている
- ☐ 促進因子となっている対応可能な身体症状に対する対応を十分に行っている
- ☐ 促進因子となっている環境的・心理社会的要因に対する対応を十分に行っている
- ☐ 過活動型せん妄については、抗精神病薬とベンゾジアゼピン受容体作動薬（もしくは抗ヒスタミン薬）の併用まで行っている

呼吸困難

　以下のような対応をすべて行っても呼吸困難の緩和が得られない場合に治療抵抗性と判断する。

- ☐ 呼吸困難の原因を同定し、対応可能な原因に対する治療を十分に行っている
- ☐ 呼吸困難を悪化させている身体的・心理社会的要因の改善とケアを十分に行っている
- ☐ オピオイド（モルヒネやオキシコドン）を有害事象が出ない範囲で増量している
- ☐ モルヒネ以外のオピオイドを投与していた場合は、モルヒネに変更している、あるいはモルヒネを併用している（重度の腎機能障害がない場合など）
- ☐ オピオイドに加え、少量のベンゾジアゼピン系薬を併用している（ミダゾラム10mg/日以下など）
- ☐ 非薬物療法を十分に行っている（送風、環境整備、低酸素血症を伴う場合の酸素療法など）
- ☐ 基盤になるケア（苦痛に対する閾値をあげ人生に意味を見出すための精神的ケア）を十分に行っている

〔日本緩和医療学会 ガイドライン統括委員会（編）：がん患者の治療抵抗性の苦痛と鎮静に関する基本的な考え方の手引き 2023年版. p.54, 66, 2023より作成〕

臨床的転帰の現実的なイメージを持ってもらうように努める必要があります。例えば、一時的な睡眠確保のための適応なのか、持続的な鎮静の適応なのかなどです。

　本人と家族の懸念に対処し、関係する医療チーム間のコンセンサスを得るためには、数日間にわたって頻繁に話し合う必要があるかもしれません。本人と家族の認識を確認しながら、不安に対応し目標を共有していく必要があります。

　仮に鎮静を開始したとしても、こどもは周囲の環境の音や声を聞き、その時々の状況を知覚することができると考えて、家族と一緒にこどもが穏やかに過ごせるための以下のような工夫を考えていく必要があります。

- こどもに対して普段どおりの声かけをする
- 可能であれば抱っこの機会をつくる
- 好きな絵本を読む
- アロマセラピーを行う
- 好きな音楽を流す

◉緩和的鎮静の様式と水準

　鎮静には以下の方法があります。

▼鎮静様式

- 持続的鎮静：中止時期をあらかじめ定めずに、意識の低下を継続して維持する鎮静
- 間欠的鎮静：一定期間意識の低下をもたらした後に、薬剤を中止・減量して、意識の低下しない時間を確保する鎮静

▼鎮静水準

- 深い鎮静：言語的・非言語的コミュニケーションができないような、深い意識の低下をもたらす鎮静
- 浅い鎮静：言語的・非言語的コミュニケーションができる程度の、軽度の意識の低下をもたらす鎮静

7

臨死期への対応

終末期の緊急事態への対応

❶ 出血

　出血は、こどもと家族にとってきわめて苦痛の大きい症状です。突然の出血の可能性が考えられる場合は、事前に家族に伝えておく必要があります。出血の危険性があるこどもを看護する際の対策としては、パジャマやその他の衣類、寝具、タオルを濃い色の生地で用意しておくことが勧められています。

　出血はしばしば恐怖を引き起こしますが、幸いなことに痛みを伴うことはほとんどありません。しかし、出血が激しい場合、こどもはパニックになり、苦痛を感じる可能性があります。その場合は、ミダゾラム0.1mg/kg 静脈内（皮下）注射を行い、苦痛症状の緩和に努めることも検討します。

❷ 上気道閉塞

　窒息や腫瘍に伴う閉塞などで上気道閉塞が起こることがあります。緊急気管切開が適応となることはほとんどないため、まずはオピオイドの急速な増量で対応することがよいでしょう。それでも難しい場合は、緩和的鎮静を考慮します。

❸ 腸閉塞

　小腸閉塞は、成人の進行がん患者では比較的頻繁にみられますが、小児ではかなりまれな症状とされています。しかし、神経芽腫やウィルムス腫瘍のような腹部腫瘍に伴って起こることがあります。医学的管理には、鎮痛薬、制吐薬、オクトレオチド分泌抑制薬の使用を検討します。必要に応じて経鼻胃管を挿入し、減圧することも考慮します。

❹ けいれん

けいれんは初めて目の当たりにすると、家族にとってかなり恐ろし

い体験になります。けいれんの可能性があるのであれば、事前にけいれんの様子と具体的な対応法について家族と共有しておくとよいでしょう。対応策としては、ベンゾジアゼピン系薬剤の静脈内投与もしくは坐薬での使用を検討します。

▶ 終末期の症状緩和は難しい場合も多いが、薬物療法ではコントロールできるところまで投与量を調整して緩和をはかる。

▶ 出血や上気道閉塞など終末期に起こりやすい緊急事態には、適切な薬物療法などにより速やかに対応する。

文献

1) Johnston EE, Bogetz J, Saynina O, et al.: Disparities in inpatient intensity of end-of-life care for complex chronic conditions. Pediatrics, 143(5): e2018-2228, 2019.

2) Yotani N, Shinjo D, Kato M, et al.: Current status of intensive end-of-life care in children with hematologic malignancy: a population-based study. BMC Palliat Care, 20(1): 82, 2021.

3) 緩和ケア普及のための地域プロジェクト（OPTIM）：看取りのパンフレット これからの過ごし方について．http://gankanwa.umin.jp/pdf/mitori02.pdf（2024年3月アクセス）

4) 塩飽 仁, 他：こどもと家族のための看取りパンフレット これからの過ごしかたについて－子ども版－.2017. http://www.chn.med.tohoku.ac.jp/mitori/（2024年3月アクセス）

5) 日本緩和医療学会 ガイドライン統括委員会（編）：がん患者の治療抵抗性の苦痛と鎮静に関する基本的な考え方の手引き 2023年版．p.54, 66, 2023.

7

臨死期への対応

Chapter

III

意思決定支援

　こどもの意思決定支援には、成人とは異なる難しさがあります。難しさの背景にあるのは、本人に意思決定能力がない場合に代理意思決定が必要になること、予後が不確実であることが多いこと、そして、伝えることで本人や家族の希望を失わせてしまうのではないかという医療者側の不安などが挙げられています[1)]。

　このchapterでは、意思決定支援の考えかたを整理した上で、こどもの意思決定支援に関わる話し合いをどのように進めていくかを考えていきます。

意思決定支援の考えかた

1｜治癒が望めない状況における意思決定支援

　医療における方針決定では、状況によって意思決定の考えかたに違いがあります。

　例えば、以下のようなケースを考えてみてください。

> だるさ（倦怠感）を主訴に近くの病院を受診したところ、総合病院を紹介されました。そこで精査の結果、白血病と診断されました。医師からは、90％以上の確率で治癒が望める最初の治療の提案がありました。

　このような場合、皆さんなら治療選択についてどのように考えるでしょうか？ 多くの方は、仕事を休んで一定期間の入院が必要となったとしても、治療を受けるという選択をされると思います。

　では、次のようなケースではいかがでしょうか？

> 進行性の運動機能低下をきたす疾患に罹患したとします。担当医から、運動機能の回復が期待できる薬物治療の提案がありました。しかし、この治療は30％の患者さんに認知機能の低下をきたす可能性があります。

　このような場合、皆さんなら治療選択についてどのように考えるでしょうか？ これについては、治療を受ける／受けないで判断が分かれるのではないでしょうか？

図1 | 医療における方針決定

治癒が目指せる状況

医療的な正しさ

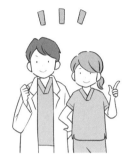

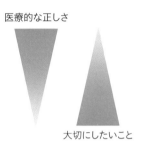

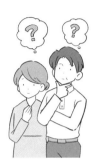

大切にしたいこと

治癒が目指せない状況

　このように、医療においては、治癒が目指せる状況にあれば医療的な正しさが優先されます。しかし治癒が目指せない状況においては、医療的な正しさが必ずしも最善とは限らなくなります（**図1**）。本人が大切にしたいことがあれば、医学的には次善の策であったとしても、その方が本人にとって最もよいということもありえるのです。このように治癒が望めない状況においては、医学的最善が本人の最善とは限らない、また医学的に無益と考えられることが本人にとって無益とは限らない状況も起こりえるわけです。

　治癒が望めない状況において治療方針を決めていくためには、医療者と患者・家族の対話が重要になります。医療者は"医療の専門家"として医学的状況を伝え、患者・家族は"本人の専門家"としてどのように人生に向き合い、何を大切に考えているのかなど本人の想いを伝えます。この対話を重ねていく中で、治療方針を決めていく必要があります（**図2**）。

図2 | 医療者と本人の対話

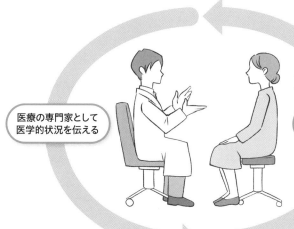

医療の専門家として
医学的状況を伝える

どのように人生に向き合い、
何を大切に考えているのかを
伝える

本人の専門家として
自分の想いを伝える

Point

▶ 治癒が目指せない状況においては、医療的な正しさよりも本人・家族が大切にしたいことが優先されることもある。

▶ 医療者は医療の専門家として、患者・家族は本人の専門家として、対話を重ねながら治療方針を決めていく必要がある。

2 | アドバンス・ケア・プランニング (ACP) と治療方針の決定

近年、アドバンス・ケア・プランニング (ACP) という言葉をよく耳にするようになりました。一方で、その概念について正確な理解が十分進んでいない状況もあります。本来のACPは話し合いのプロセスを重視する包括的な概念であるとされていますが、「ACPをする」などと言って、終末期にある患者の事前指示を一度だけ確認するといった実践が行われることもあるようです。

ACPの効果については様々な実証研究や系統的レビューが行われていますが、結論に至っていません。そういった状況を踏まえつつ、現在のACPについて考えられていることをまとめていきます。

⊙ACPの国際的な定義

ACPについては、国際的なデルファイ研究*から以下の2つの定義が出されています。

　　ACPは、年齢や病気を問わず、成人患者が自身の価値観、生活の目標、今後の治療に対する意向を理解・共有することを支援するプロセスである。ACPの目的は、重篤な病気や慢性疾患の中で、人々が自身の価値観、目標、意向に沿った治療を受けられるように支援することである。多くの人々にとって、このプロセスは本人が自分で意思決定できなくなった場合に意思決定してくれる信頼できる人（等）を選ぶことが含まれる[2]。

　　ACPとは、意思決定能力を有する個人が、自分の価値観を確認し、重篤な疾患の意味や転帰について十分に考え、今後の治療やケアについての目標や意向を明確にし、これらを家族や医療者と話し合うことができるようにすることである。ACPにおいては、個人の身体・心理・社会・スピリチュアルな面を通じた気がかりを話し合うことも重要になる。万が一自分で意思決定できないときが来ても自身の意向が尊重されるためには、あらかじめ自分の代理人を決定し、意向を記載し、定期的に振り返ることが推奨される[3]。

　これらの定義から考えられる大切なポイントの一つは、患者の意向を尊重したケアが、患者が意思決定できなくなった段階でも尊重されることにあります。しかし、それについても近年、状態が悪くなったときのことを事前に考えておいたとしても、実際にはそのときの状況で気持ちが変わってしまう可能性があるので、本当にそれが今の本人の意向であるかがわからないのではないかという意見もあります[4]。

* 専門家グループなどが持つ直観的意見や経験的判断を、反復型アンケートを使って組織的に集約・洗練する技法による研究。

ACPに関するscoping review[*5)]でも、ACPを行うことで改善するアウトカムとしては、医療者と患者の信頼関係が向上したり、話し合いが増えたりといったプロセスのアウトカムの向上が挙げられているものの、QOLや意向に一致したケアが提供されることの効果はまだ定まっていないのが実情です。

◉日本におけるACPの定義

わが国においては、多職種の専門家によるデルファイ研究により以下のような定義が出されています。

アドバンス・ケア・プランニングとは、必要に応じて信頼関係のある医療・ケアチーム等の支援を受けながら、本人が現在の健康状態や今後の生き方、さらには今後受けたい医療・ケアについて考え（将来の心づもりをして）、家族等と話し合うことです。

特に将来の心づもりについて言葉にすることが困難になりつつある人、言葉にすることを躊躇する人、話し合う家族等がいない人に対して、医療・ケアチーム等はその人に適した支援を行い、本人の価値観を最大限くみ取るための対話を重ねていく必要があります。

本人が自分で意思決定することが困難になったときに、将来の心づもりについてこれまで本人が表明してきた内容にもとづいて、家族等と医療・ケアチーム等とが話し合いを行い、本人の価値観を尊重し、本人の意思を反映させた医療・ケアを実現することを目的とします[6)]。

日本の定義では、今後受けたい医療・ケアだけでなく、現在の健康状態や今後の生き方まで広げた話し合いとしています。つまり、ACPは人生の最終段階に限ったものではないということがそこに含まれて

＊既存の知見を網羅的にマッピングし、研究が行われていない範囲（ギャップ）を特定することを目的とした文献レビューの一つの手法。

いて。また、本人と家族を中心にした話し合いに主眼を置いている
ところも、大切なポイントになっており、自己決定を中心とする欧米
の定義とは異なる日本の文化的特徴を反映した定義になっています。

このように、ACPの定義や評価については様々な議論が行われて
いるところですが、その基盤として共通していることは、ACPは治
療方針を決定することではなく、ACPのプロセスを通じて価値観を
患者・家族・医療者間で共有することであるという点です。

臨床におけるACPの目的は、ACPを通じて共有した価値観を踏ま
えて、必要なときの意思決定につなげていく、さらに緩和ケアの実践
につなげていくことだと私は考えています。

▶ ACPは、患者・家族・医療者間で価値観を共有するための話し合い
のプロセスを重視する包括的な概念である。

▶ 日本におけるACPの定義は、現在の健康状態や今後の生き方につい
ての話し合いを含めたものであること、本人だけでなく本人と家族
の意思を尊重していることが特徴である。

▶ ACPの話し合いを踏まえて、必要なときの意思決定につなげていく
ことが重要になる。

1

意思決定支援の考えかた

文献

1) Yotani N, Kizawa Y, Shintaku H: Differences between pediatricians and internists in Advance Care Planning for adolescents with cancer. J Pediatr, 182: 356-62, 2017.

2) Sudore RL, Lum HD, You JJ, et al.: Defining Advance Care Planning for adults: a consensus definition from a multidisciplinary delphi panel. J Pain Symptom Manage, 53(5): 821-32, 2017.

3) Rietjens JAC, Sudore RL, Connolly M, et al.: Definition and recommendations for advance care planning: an international consensus supported by the European Association for Palliative Care. Lancet Oncol, 18(9): e543-51, 2017.

4) Morrison RS, Meier DE, Arnold RM: What's wrong with Advance Care Planning? JAMA, 326(16): 1575-6, 2021.

5) McMahan RD, Tellez I, Sudore RI: Deconstructing the complexities of Advance Care Planning outcomes: What do we know and where do we go? A scoping review. J Am Geriatr Soc, 69(1): 234-44, 2021.

6) Miyashita J, Shimizu S, Shirashi R, et al.: Culturally adapted consensus definition and action guideline: Japan's Advance Care Planning. J Pain Symptom Manage, 64(6):602-13, 2022.

小児医療における
意思決定支援

1 | 小児医療においてACPをどう考えるか？
——IMPACT研究グループによる小児のACPガイドから

　前項で示したようなACPの概念を、小児医療にも当てはめて考えることができるのでしょうか？　こどもの場合、自分の言葉で意向を伝えることが難しく、代理意思決定が前提となることが少なくありません。そういった意味で、厳密にACPの概念を小児医療に持ち込むことは難しいかもしれません。しかし、前述した「治癒が目指せない状況においては、医療的な正しさが必ずしも最善とは限らなくなる」状況は小児医療でも同じです。その意味でも「ACPのプロセスを通じて価値観を患者・家族・医療者間で共有すること」は、こどもを主語に話し合いを重ねる観点からも、とても重要であると考えられます。

　そこで本稿では、オランダのFahnerらがIMPACT研究＊の中で使用している小児のACPガイドを紹介しながら、小児医療におけるACPについて概説し、考えてみたいと思います。

　Fahnerらは、小児医療におけるアドバンス・ケア・プランニング（ACP）について以下のように定義しています。

　　こどもや両親が将来のケアや治療に対する価値観、目標、意向を明確にし、その目標や意向を医療・ケア担当者やその他の関係者と話し合うプロセスのことを指します[1]。

＊Implementing Pediatric Advance Care Planning Toolkit；オランダの小児科医Fahner Jらのグループが開発・提供している、小児のACPに関する研修会の資料。

この中で、「明確にし、話し合うプロセス」としているところが小児医療におけるACPの特徴であるといえます。こどもは成長・発達する存在であり、家族も同様に発達していきます。そういった意味で、話し合いを通じて価値観や目標、意向が形成されていくことは小児における特徴であると考えます。特に生命が限られている、または生命が脅かされている疾患を持つこどもの場合、「成長・発達すること」と「疾患の経過とそれに対する治療・ケア」は密接に関連しています。成長・発達の視点も併せて、こどもの「よい」人生につながることを大切にしていく必要があります。

ケースから考える

人工呼吸器を装着することで発達が伸びた事例

👤 6歳　女児　キアリ奇形

　エマちゃんはキアリ奇形があり、息こらえ発作を頻回に起こすたびにバギングを要する状態でした。マスクをつけた非侵襲的陽圧換気（NIPPV）を行うと、本人が嫌がってしまい息こらえ発作を起こすため、マスク型の陽圧換気ができない状況でした。医療チームは気管切開＋人工呼吸管理の提案をしましたが、家族は気管切開をすることはこの子らしくないと考えていて、気管切開を行わず経過をみていく方針となっていました。

　病状が進行し、エマちゃんの静脈血中の二酸化炭素濃度は常時100mmHg近くに達していました。今後の経過を含めて医療チームと家族で話し合いを行いましたが、やはり気管切開をしないという家族の意向は強く、また医療チームとしても気管切開をしたことで息こらえ発作が増えてしまう懸念もあり、治療の方針は変わりませんでした。

　ある時、エマちゃんは肺炎で入院となりました。二酸化炭素濃度は入院前より高くなり、意識障害をきたしていました。家族には、

2
小児医療における意思決定支援

このままではエマちゃんは亡くなってしまうことを伝えました。話し合いの末、家族は、わが子が亡くなることは何よりつらいので、気管切開を前提に集中治療をしてほしいとの意向をお話しになり、挿管し人工呼吸管理となりました。その後呼吸状態は改善しましたが、抜管のリスクも考慮し、気管切開を行い、気管切開＋人工呼吸管理下での在宅生活が始まりました。

陽圧換気を開始してから、エマちゃんは笑顔が増え、発達も著しい伸びを見せました。自分の意向を家族に伝えることができるようにもなりました。

医療的な介入の是非は医療チームや家族にとって難しい判断になりますが、時に医療的な介入をすることで、こどもの発達を伸ばすことにつながる可能性があることを教えていただいた事例です。

◉大切にしていることを共有するための対話

ACPにおける対話では、以下のような問いかけをしてこどもや両親が大切にしていることを共有していきます。その際、医療者の文脈で話すのではなく、こどもと家族の文脈に合わせて話を進めていくことが重要です。

❶本人についての問い

本人に対して

「〇〇ちゃんはどういう子なのかな？」

「あなたにとって大切なことは何？」

家族に対して

「〇〇ちゃんはどのようなお子さんですか？」

「お子さんの人生で大切なことは何だと思いますか？」

❷生活についての問い

本人に対して

▼日常のこと　日課、学校

「〇〇ちゃんにとって、よい１日とはどんな１日ですか？」

「〇〇ちゃんが今（これから）やってみたいことはありますか？」

　　家族に対して

「〇〇ちゃんにとって、よい１日とはどのようなものでしょうか？」

「〇〇ちゃんが質の高い生活を送るために、何が重要だと思います
　か？」

「〇〇ちゃんのために達成したいことはありますか？」

❸両親についての問い

　　本人に対して

「お父さんとかお母さんとかの様子は最近どう？」

「お母さんにはなんて言われてる？　〇〇ちゃんはどう考えている
　かな？」※両親のコミットはどの程度かを探る。

　　家族に対して

「〇〇ちゃんにとって、あなたはどんな親ですか？」

「〇〇ちゃんにとって、あなたはどんな親でありたいですか？」

❹病気について

　　本人に対して

▼病気についての理解を探索する

「〇〇ちゃんの病気のこれまでの経過について、先生からどんなふ
　うに聞いている？」

「先生、これまで病気のことを〇〇ちゃんに説明してきたけど、う
　まく伝わっていないかもしれないから、〇〇ちゃんが病気のこと
　をどんなふうに理解しているか教えてくれる？」

「お母さんはどう言っていたの？　そのときどう思ったの？」

「病気のこと、調べたことある？」

▼病気の経験、これからの認識を探索する

「病気がわかったとき、（その後なども含め）どのように思ったのか
　な？」

「同じような病気を持つ他の友だちや仲間、家族から病気の体験に

ついて聞いたことがある？」

「病気や症状がこれからどのように変わっていくって聞いている？」

「〇〇ちゃんの病気がわかってからの生活は、親であるあなたに
　とってどのようなものでしたか？」

「家族にとってはどうでしたか？」

「お子さんの病状は、これからどのように変化していくと思います
　か？」

「そのことは、〇〇ちゃんと家族の生活にどのような影響がありま
　すか？」

　こういった対話を普段から繰り返していくことで、医療者は、病気
と共に生きること、よい人生を送ること、生活の質に関することにつ
いてのこどもと家族の視点や価値観をより深く理解することができる
のだと思います。

　この対話の積み重ねが、差し迫った状況で今後の治療方針を決める
話し合いを進めるための前提となります。

◉ACPの話し合いの進めかた

　前述したIMPACT研究をもとにした小児のACPガイドには、ACPの
話し合いに関連するよくある質問と回答が掲載されています（**表1**）[1]。

▶ 話し合いを通じて価値観や目標・意向が形成されていくのがこども
　のACPの特徴であり、こどもの成長・発達の視点も併せて進めて
　いくことが大切である。

▶ こどもや家族の文脈に合わせた対話を通し、こどもと家族の視点や
　価値観を深く理解していくことが、治療方針を決める話し合いの前
　提となる。

表1 | 小児のACPの話し合いについてのよくある質問

☐ ACPの対象者は誰ですか？

　ACPは、生命が限られている、または生命が脅かされている状態にある全てのこどもたちに関係しています。

　原則として、ACPは病気の経過中のどの年齢、どの時期にも実施することができますが、病気によってこどもの状態が悪化したときには、その必要性と重要性が高まります。

　以下の質問は、ACPの対象となる可能性のある重篤な病気のこどもを特定するのに役立ちます。

* その子がこの病気で亡くなっても驚きませんか？
* その子が成人になる前にこの病気で亡くなっても驚きませんか？
* その子が今から12か月以内にこの病気で亡くなっても驚きませんか？

　これらの質問の答えが一つでも「はい」であれば、ACPを行うことがこども、家族、関係する医療者にとって有用である可能性があります。

☐ ACPの話し合いはいつ行われるとよいですか？

　ACPの話し合いは、危機的な状況ではなく、病気の経過が安定している段階で行われるのが望ましいです。これにより関係者は、すぐに決断を迫られる状況下でない段階で、こども・家族の価値観を理解することができます。

☐ 誰がACPの話し合いを始めるのですか？

　原則として、誰でもACPの話し合いを始めることができます。こどもに関わるスタッフ：小児科医、かかりつけ医、緩和ケア医、看護師（専門看護師も含む）、心理職（公認心理師、臨床心理士）、ソーシャルワーカー、チャイルド・ライフ・スペシャリストなどです。

　もし可能であれば、こどもの主治医が話し合いに参加することが望ましいとされています。そうすることで、ACPの話し合いとこどもの将来のケアや治療との間をつなぐことができます。参加できなくても情報共有することで伝えてもよいでしょう。

　話し合いは、主治医自身が主導することもできますが、ACPの話し合いを効果的に進めることができる他の医療者が主導してもよいでしょう。様々な分野の専門家が話し合いに参加することで、より幅広く、より多様な視点を持つことができます。このような理由から、こども、家族、主治医以外の、関連する他の医療者が話し合いに参加することを積極的に検討しましょう。

〔IMPACT, 2019より抜粋し、筆者が翻訳〕

2

小児医療における意思決定支援

2│これからの治療・ケアの方針について検討する

　より差し迫った状況では、これまで共有してきたこどもや家族の視点や価値観をもとに、これからの治療・ケアの方針について話し合いを進めることになります。そのためには、話し合いのための準備ができているかが重要になります。まずは、こどもの今の状態、治療・ケアの選択肢、予想される見通し（予後も含む）、こどもに関わる関係者が誰かについて十分に検討することが大切です。こどもの場合、これからの病状経過が不確実なことも少なくありません。できるだけ多くの人の視点を併せて検討することが重要になります。その際、こどもの現在および将来の発達レベルも併せて考慮しましょう。

　また、こどもや家族が話し合いの準備ができているとは限りません。これからについての話し合いを提案するときは、彼らに話し合う準備ができているかどうかを丁寧にアセスメントすることが重要です。こどもや家族が話し合いに参加することに消極的な場合は、その理由を探索すると、後で話し合えるきっかけを見つけることにつながる可能性があります。

　話し合いを始める前には、以下の準備をしておくとよいでしょう。
- 話し合いにこどもが同席するかどうかを尋ねる
- 話し合いのために十分な時間（少なくとも60分）を確保する
- 話し合いの前に、他の医療・ケア従事者や他の家族にも参加してもらいたいかどうかを両親に尋ねる

　その上で、以下のステップに沿って話し合いを進めていきます。

◉STEP1：病状理解を確認する

　まずはこども・家族の病状理解を確認することが重要です。**図1**[2]はこども・家族の思考のプロセスを図示したものです。意思決定を行う際には、情報を収集して、集めた情報に対して自分の価値観に基づ

図1 | 思考のプロセス

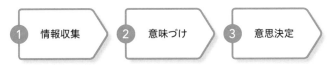

〔Lotto R, et al., 2018より図を作成〕

いて意味づけをして、それを踏まえて意思決定をするという過程をたどります。その際、病状理解がずれていると意味づけをする内容が変わってきます。そういった意味で、こども・家族が病状をどのように捉えて、今後の見通しも含めてどのように理解しているかを探索することから始めてください。

病状理解の確認は主治医でない人の方が行いやすいかもしれません。例えば家族に問いかける場合、このように尋ねることで病状理解を確認することができます。

「○○ちゃんの病状についてはカルテを見たり、主治医の先生から情報を聞いたりして把握しているつもりです。しかし、ご家族が○○ちゃんの病状をどのように聞いてどのように理解されているのかを知りたいので、もしよろしければ、○○ちゃんの今の状況とこれからについてどのようにお聞きになっているか、ご家族の言葉で教えていただいてもよろしいでしょうか？」

主治医であれば、以下のように問いかけます。

「これまで私の方から○○ちゃんの病状についてお話しさせていただいてきました。ただ十分に私の説明が伝わっているのか、少し気がかりに感じています。もしよろしければ、○○ちゃんの今の状況とこれからについてご家族がどのように理解されているかを知りたいので、ご家族の言葉で教えていただいてもよろしいでしょうか？」

このように問いかけると、多くの家族はご自身の言葉で話をしてくれます。家族の言葉で話してもらうことで、微妙な理解のずれなどに気付くことができます。病状認識にずれがある場合には、家族と再度

病状説明の機会を持ち、時間が許せば、家族が一旦与えられた情報を踏まえ、状況を観察し考える時間を設けた上で、治療方針についての話し合いを持つことが必要になるかもしれません。

⊙STEP2：話し合いを切り出す

　重篤な疾患を持つこども・家族とこれからについて話すことは、時にこどもと家族に対して状態悪化の可能性を突きつけることになります。そのため、感情的に難しくなるケースもあります。そういった意味で、話し合いを切り出す際には相手の準備状況を探ることがとても大切になります。例えば、以下のような言葉かけで準備状況を探ってみるとよいでしょう。

　「私たちも○○ちゃんの病状がよい方に進んでいくといいなと思っています。ただ、もし前回のように病状が悪化してしまい（あるいは状況が整わず）、今の状態が保てなくなってしまったときのことについてお考えになられたことはありますか？」

　ここでのポイントは二つあります。一つ目は "Hope for the best, prepare for the worst（最善を期待し、最悪に備える）" [3) を用いることです。これは、最初にこども・家族の希望や大切にしていることを尋ね、探索し、共感し、理解した上で、今後の病状の変化に備えて、もしものときについての話を切り出すという順で話を進めることです。このように進めることで、話し合いの侵襲性を少し下げることができるかもしれません。

　もう一つのポイントは、相手の準備状況を確認するために「（状態が悪くなったときのことを）お考えになられたことがありますか？」と問いかけることです。「状態が悪くなったときにどうしますか？」と聞かれると、問われた側は何らかの返答を迫られることになります。「お考えになられたことがありますか？」と問いかけると、相手が話したくないときは「考えたことがないです」と話を切ることができます。こういった工夫をしながら、相手に対する侵襲性に配慮し、準備状況

を確認しながら話し合いを進めていきます。

　似たような話し合いの進め方の工夫としては、"wish/worry/wonder"
アプローチという技法もあります[4]。

　「私もお子さんのために治療が順調に進むことを願っています
（wish）が、もし治療の結果が想像していた状態と違ったものになっ
た場合、私たちは適切な準備ができていないのではないかと心配して
います（worry）ので、一緒に…について話し合うことができないか
（wonder）と思っています」

　話し合う中で家族の動きが一瞬止まったとか、少し視線が逸れたと
きは、今は話したくないという気持ちの表われかもしれません。家族
のしぐさなどにも注意を払いながら、話し合いを進めてください。決
して無理に進めないことが重要です。

◉STEP3：治療方針について話し合う

　話し合いが前に進められそうであれば、具体的な話し合いに入って
いきます。治療方針についての話し合いにおいては、どうしても一つ
ひとつの医療行為の可否についての話し合いになりがちです（例えば
心臓マッサージを行うか、昇圧剤を使うかなど）。しかし、医療の素

図2┃治療・ケアの目標

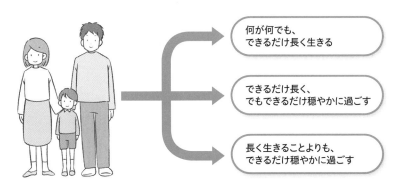

何が何でも、
できるだけ長く生きる

できるだけ長く、
でもできるだけ穏やかに過ごす

長く生きることよりも、
できるだけ穏やかに過ごす

人であるこども・家族は、必ずしも医療者と同じように医療行為の意味を認識していない可能性があります。まずは、治療・ケアの目標が「何が何でも、できるだけ長く生きること」なのか、「できるだけ長く、でも、できるだけ穏やかに過ごすこと」なのか、「長く生きることよりも、できるだけ穏やかに過ごすこと」なのかなど、大きな方向性を共有することから始めると、家族の理解が進みやすい場合があります（図2）。

　また治療方針についての家族の想いを聴いたときに、「どうしてそう思うのですか？」と理由を尋ねてみることも大切です。理由を尋ねてみると、その背景にある大切にしたいことを共有することになり、それが次の支援につながったり、医療者との間に生じた誤解を解くことにつながったりすることがあります。

　治療方針について提案する際には、非現実的あるいは不適切な介入を選択肢として提示しないことも時には重要です。例えば、明らかに心臓マッサージをしても効果が見込めない場合に、「心臓マッサージをしますか？」などと提案することは、避けてもよいでしょう。

　また、終末期に近づいてくると、どうしても「何かをしない」という話し合いになりがちですが、「何をする」ということを伝えることも忘れないでください。「この治療はできない」というだけでなく、「つらさを減らすことはできる」「家族がずっとそばにいることはできる」など、今できることも併せて伝えていくことが大切です。

◉STEP4：希望を聴く

　これからについて話し合う中で、希望を聴くことはとても大切です。希望は一つだけあるものではなく、小さな希望が合わさってできています[5]。そこにある希望を捉え、それがどういうことなのか、どうしてなのかを探っていくことで、希望の中にある、一つひとつの小さな希望を捉えることができるかもしれません。

　また、家族が奇跡を信じたいと思う気持ちは、最期までなくなるこ

とはないといわれています。奇跡を信じたいという希望を維持することは、逆境や喪失に適応するためのものであると同時に、自分自身やわが子を愛おしいと思う気持ちを表わす肯定的な感情であるともいわれています。生命の危機が差し迫っている中で、こどもや家族から語られる奇跡についての希望は時に医療者を混乱させることがありますが、病状認識が間違っていなければ、家族の大切な想いとして受け止めておく方がよいでしょう。その上で「他にどんなことを望んでいらっしゃるのか、教えていただけますか？」と尋ねてみると、さらなる希望を語るきっかけになることもあります。

Point

▶ 治療やケアの方針についての話し合いには、医療者側の十分な事前の医学的検討と、こどもや家族側に話し合いの準備ができているかのアセスメントが欠かせない。

▶ 話し合いは、病状理解を確認する、話し合いを切り出す、治療方針について話し合う、希望を聴く、というステップを参考に進める。

3 | 疾患の軌跡を意識して進めていく

　ACPやこれからについての話し合いを行う際には、疾患の軌跡を意識して進めていくことが大切になります。**図3**は、がんの疾患の軌跡に合わせた話し合いのステップを示しています。がんと診断されたときから、緩和ケアとしての関わりは始まります。その中で、治療中もこどもと家族にとって大切にしたいことが反映できるように話を聞いていきますが、再発後は、本人と家族が大切にしたいこと、価値観を医療チームと共有するプロセスの重要性がより上がります。

　そして、がんに対する積極的治療ができなくなった段階で、看取りを見据えた話し合いを進めていく必要があります。このように、がんは、病状に合わせて治療方針が検討されていくため、その状態に応じた話し合いが他の疾患に比べて進めやすい特徴があります。

2

小児医療における意思決定支援

図3 | 疾患の軌跡に沿った話し合い：小児がん

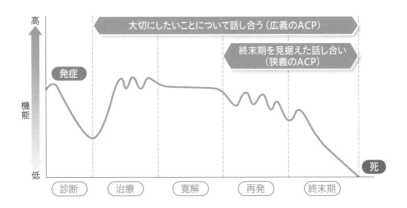

図4 | 疾患の軌跡に沿った話し合い：神経疾患などの重症児

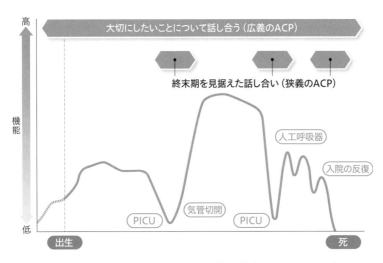

　一方で、がん以外の疾患（例えば、神経疾患などの重症児）では、今行っている治療がこれからどうなるかの見通しがはっきりしないため、今の治療が積極的治療なのか、緩和的な治療なのかが混在しやすい特徴があります（**図4**）。そういった疾患においては、終末期を見据えた話し合いを行うことがぎりぎりまで難しくなります。したがって、どんなときでも今の状況に合わせてこども・家族の想いをすくい上げ、

大切にしたいことを共有していくプロセスこそが大切になります。このあたりについては、Chapter IV（☞p.143〜）で改めて解説をします。

Point

▶ がんと神経疾患などの非がんでは、疾患の軌跡が大きく異なる。

▶ これからについての話し合いは、それぞれの疾患の軌跡を意識して進める必要がある。

4｜こども本人と話す

　理想的には、これからについての話し合いにはこども本人も参加する方がよいでしょう。話し合いの前に、こども（と両親）に、こども自身が参加するかどうかの意向を確認してみてください。参加するということであれば、事前に内容などを伝えておくとよいでしょう。

　こどもに対する質問は、常にこどもの年齢や発達に合わせて行うことが重要です。また、慢性疾患を持つこどもの病気の理解には「こどもの個人特性」「疾患・治療の特性」「病気のこどもに対する養育者の

表2｜**慢性疾患を持つこどもの病気認知の先行要件**

こどもの個人特性	● 病気の経験 ● 認知発達段階 ● 不確かな疾患の知識
疾患・治療の特性	● 疾患の特性 ● 治療の特性
病気のこどもに対する 養育者の養育姿勢	● 疾患に対する養育者の感情・疾病感 ● 病気のこどもに対する養育者の姿勢
こどもが受け取る 病気に関する情報	● 養育者から受け取る病気に関するあいまいな情報 ● 養育者から受け取るコントロールされた情報 ● 「医療者が行う親を中心とした説明」から受け取る情報

〔鈴木美佐，他，2020より抜粋〕

2

小児医療における意思決定支援

養育姿勢」「こどもが受け取る病気に関する情報」の4つの要素が関連するとされています（**表2**）[6]。事前の理解を確認した上で話し合いをしていくとよいでしょう。こどもの場合、「うん、わかった」と返答しても、理解が十分でない場合があります。可能であれば、こども自身の言葉で話してもらい、理解を確認することが大切になります。

　こどもとの話し合いにおいては、公平で中立的な気持ちで話し合いに臨むことが大切です。こどもはこうあるべきだとか、こどもはこうだろうといった医療者自身の中にある価値観を自覚した上で、それを横に置いて関わるようにしましょう。

　また、こどもからの悩みや不安の表出があっても、過度に同情的になったり、自分が万能な救済者であるかのようにふるまったりすることは避けましょう。悩みは必ずしも解決する必要はなく、答えを無理に探さなくてもよいと認識して関わる必要があります。

　思春期の小児がん患者のインタビュー調査で、こどもたちの声として「〈医療者が個人としての自分に心から関心を持ってくれている〉と感じられるような専門家との関係性を重視している」という報告があります[7]。こどもたちは相手が自分に向き合ってくれるのかどうか、

図5 | こどもと向き合う

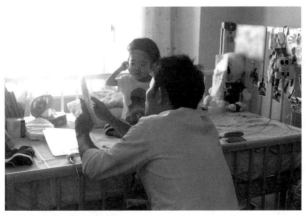

（ご家族の許可をいただいて掲載）

本当に鋭い感性で私たち医療者を捉えています。医療者は真摯にこどもに向き合い、寄り添うことが大切です。

　図5は、私が4歳のこどもに緩和ケア病床に転棟することについて説明している写真です。このときの私は、4歳のこどもに緩和ケア病床に転棟するという状況が本当に理解できるのかと、半信半疑で説明をしていました。その説明の様子をその子の母親が写真に収めてくれていました。こどもの真剣なまなざしを見て、私自身も改めてこどもと向き合うことの大切さを教えてもらっています。

▶ こどもの準備状況が整っていれば、ACPの話し合いには本人にも参加してもらうことが望ましい。

▶ 話し合いは、こどもの年齢や発達に合わせて進める。

▶ 自身の価値観を横に置き、公平で中立的な気持ちでこどもの想いをすくい上げていくことが大切。

5 │ 多職種で検討する

　ACPの話し合いを踏まえて治療方針を検討する際には、多職種で検討することが重要です。こども・家族が表出する想いは、関わる人ごとに違います。様々な立場ですくい上げた想いを共有し多面的に捉えることで、こども・家族の今とこれからを捉えて共に考えていく必要があります。

　多職種で検討する際のポイントを以下に挙げます。

■ 捉えている事実が同じかを確認する

　それぞれの専門職は、各々の立場でこども・家族の想いをすくい上げ、自身の関わりの中でできるだけのことをしてあげたいと考えています。一方で、生命が脅かされている疾患を持つこどもの疾患の軌跡は予測が難しいこともあり、職種ごとに捉えている事実がずれている

ことも少なくありません。話している人たちの事実認識がばらばらだと、話し合いは進みにくくなります。お互いの捉えている今とこれからの病状についての認識を共有するところから始めることが重要になります。

② 立場による視点の違いを知っておく

　職種による視点の違いを知っておくことも重要です。一見すると信念対立をしているように見えても、それは職種特有の視点の違いであることもあります。それぞれの職種が持つ視点の傾向を知っておくと、議論を円滑に進められる可能性があります。

　以下に、いくつかの職種に特徴的な傾向を示します。
- 病院医師：「いのちを延ばす」ことを重視する傾向がある
- 在宅医：「本人・家族の希望」を優先する傾向がある
- 看護師：「安全」を重視する傾向がある
- 福祉職：「本人の希望」を重視する傾向がある

③ こどもを主語に捉える

　多職種で検討していると、自分たちの思いが強くなりすぎるあまり、主語がこどもから離れてしまうことも少なくありません。その際には改めて以下の質問をして、それぞれの想いを共有することで視点をこどもに戻すことができます。

　「○○ちゃんはどのようなお子さんですか？」

　「○○ちゃんはどこから力を得ていると思いますか？」

　「○○ちゃんにとって、よい１日とはどのようなものでしょうか？」

　「○○ちゃんにとって、病気はどのようなものでしょうか？」

　「原疾患についてのこれまでの〈ものがたり〉や認識は？」

　「今問題となっている病態のこれまでの軌跡は？」

- ACPの話し合いを踏まえて治療方針を検討する際には、多職種で検討する。
- 検討に際しては、それぞれの職種ごとに捉えている事実を確認し、認識を統一しておく。
- 治療方針を検討する際には、それぞれの職種の思いが強くなりすぎないよう、常に主語をこどもに戻すような問いかけをしていく。

6│話し合いにおいて大切にしたいこと

以下に、話し合いにおいて大切にしていることをいくつか挙げます。

◉感情の表出に気付いたら、感情への対応を優先する

こどもの予後に関わることなど侵襲性の高い話をしたときに、家族の感情があふれるように出てくることがあります。「そんなこと、まったく考えていないんです！」「本当に…こんなことは絶対嫌なんです！」などの言葉は家族の感情表出であって、その言葉自体に深い意味がない場合もあります。「今はそういう感情なんだ」と捉え、事実に基づいた理屈で反応しないことも時には必要です。

◉沈黙を大切にする

話し合いの中で相手が沈黙しているとき、その沈黙に意味がある場合があります。こちらから声をかけずに、相手の様子を伺いながら待ってみると、沈黙の後で大事な言葉がふっと出てくることがあります。一点を見ながらじっと止まったまま沈黙をしているとか、次の言葉が出てきそうなときは、沈黙の時間を恐れずに相手の言葉を待ってみましょう。

◉相手の話していることをまとめながら進める

話し合いの際には、こどもや家族の反応を見ながら、必要に応じて

2

小児医療における意思決定支援

質問の仕方を変えていきます。今の聞きかたは今ひとつだったかな、と思ったら他の聞きかたをしていくのです。その過程で大切なのは、例えば、「痛み止めを増やすことで昼間に眠くなってしまうのが心配なんですね」などのように、こどもや家族が話している内容を短くまとめて伝えることです。そうすることで、自分の解釈と相手の解釈がずれていないかを確認しながら話を進めることができます。

◉家族の二つの役割を意識し、大切にする

　家族の声には、二つの声があります。一つはこどもの声を代弁する声、もう一つはこどものことを大切に感じる者としての意向を表明する声です。どちらもとても大切な声です。

　話し合いを進める中で、それが本人を代弁する者の声なのか、家族自身の声なのかは意識しておく必要があります。「お子さんはどのように感じていると思いますか?」という質問と、「ご家族としてはどのようなお気持ちでしょうか?」という質問を分けて使うことで、二つを区別して考えることができるかもしれません。

　こどもの声を代弁するのは、本当に難しいことです。特に、これまで既往歴がなく、急に具合が悪くなったようなこどもの家族との話し合いにおいては、家族であってもこどもの声を代弁することは簡単ではありません。「お子さんならどういうふうに感じていると思われますか?」といった質問は、時に家族にとって侵襲性の高い質問になりえることを高くなることを心に留めておく必要もあります。これは筆者自身が家族と話をしている中で、教えていただいたことの一つです。

- ACPの話し合いは、こどもや家族の感情にも配慮しながら、相手の話していることを整理しつつ進めていく。
- こどもの声を代弁することは、家族にとっても難しい。「お子さんならどう感じるか」などの問いかけは、時に家族の負担になることも心に留めておく。

文献

1）IMPACT: Advance Care Planning（ACP）in pediatrics: Explanations and suggestions for professionals. 2019.
https://kinderpalliatief.nl/LinkClick.aspx?fileticket=GqWEe0N13XM%3d&portalid=1&language=en-US（2024年1月アクセス）

2）Lotto R, Smith LK, Armstrong N: Diagnosis of a severe congenital anomaly: A qualitative analysis of parental decision making and the implications for healthcare encounters. Health Expect, 21（3）: 678-84, 2018.

3）Back AL, Arnold RM, Baile WF, et al.: Efficacy of communication skills training for giving bad news and discussing transitions to palliative care. Arch Intern Med, 167（5）: 453-60, 2007.

4）Ariadne Labs, A Joint Center for Health Systems Innovation (www.ariadnelabs.org) and Dana-Farber Cancer Institute: Serious illness care program–Reference guide for clinicians, 2015.
https://www.instituteforhumancaring.org/documents/Providers/SI-Clinician-Reference-Guide.pdf（2024年3月アクセス）

5）Feudtner C.: The breadth of hopes. N Engl J Med, 361（24）: 2306-7, 2009.

6）鈴木美佐，泊 祐子：「慢性疾患をもつ子どもの病気認知」の概念分析，日本看護研究学会雑誌, 43（4）: 745-56, 2020.

7）Zwaanswijk M, Tates K, Dulmen SV, et al.: Young patients', parents', and survivors' communication preferences in paediatric oncology: results of online focus groups. BMC Pediatr, 7: 35, 2007.

2

小児医療における意思決定支援

疾患・部門ごとの緩和ケアの特徴

　こどもたちに緩和ケアを届けるといっても、疾患や部門によって関わりかたには違いがあります。疾患ごとに起こりやすい症状などもあるため、意思決定を支援する際も疾患ごとの軌跡の違いを知ることで効果的に関わることができます。

　本章では、疾患別として、小児がん、重症児（神経疾患や先天奇形などを含む）、循環器疾患を、部門として、集中治療室（ICU）、周産期・新生児を取り上げて、疾患別の特徴や、疾患ごとの軌跡の違いを踏まえた介入のポイントをまとめています。それぞれの違いを意識しながら、読み進めていただければと思います。

小児がん

1 | 小児がんの特徴

　小児がんとは、一般的に15歳未満の小児に発生するがんの総称です。喫煙や食習慣など生活習慣にがんの発生原因があると考えられる大腸がん、胃がん、肺がんなどが多い成人のがんとは異なり、小児がんで最も多いのは白血病、次いで脳腫瘍と、成人のがんとは違った疫学の特徴があります（**図1**）[1]。15歳以降はAYA世代（15〜39歳）と呼ばれ、こどもから大人への移行期も含まれるため、小児で発症することが多いがんと成人で発症することが多いがんの両方の種類が存在しますが、15〜19歳は小児期と同じように、白血病、生殖細胞から発生する胚細胞腫瘍・性腺腫瘍、リンパ腫、脳腫瘍、骨腫瘍などが多くなります。

　小児がんの治療成績は近年目覚ましい進歩を遂げており、米国国立がん研究所（National Cancer Institute: NCI）のデータによると、小児がん全体で5年生存率は85%を超えてきています（**図2**）[2]。こういった治療成績の向上に加え、再発後の治療選択肢が増えてきていること

図1 | 小児がんの割合

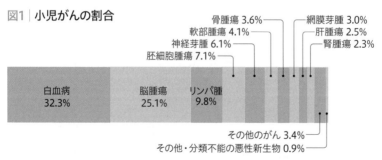

全国がん登録（2016〜2018年）より作成（国際小児がん分類 ICCC-3に基づく0〜14歳の7,531例［人］のデータ）
（国立がん研究センターがん情報サービス, 2023より改変）

から、日本の小児がんの死亡者数は、2005年から2020年の15年間で、年間約350人から約230人へと、約３分の２程度まで減少しています[3]。

　一方で、一部の腫瘍を除き、診断から長い闘病期間を必要とする小児がんに罹患したこどもと家族は、身体的・精神的・社会的・スピリチュアルな負担を抱えています。その中で緩和ケアが果たすべき役割はたくさんあります。小児がんにおいて、特に緩和ケアの介入が必要なタイミングとしては、疾患が進行／再発したとき、造血幹細胞移植またはCAR-T療法を受けるとき、治験へ登録するとき、重篤な症状によって入院したとき、終末期ケアを必要として入院したとき、集中治療室（ICU）へ入室したときなどが挙げられます。

　小児がんの中でも、疾患によって緩和ケアニーズは異なります。例えば、血液悪性腫瘍のこどもでは治療に伴った苦痛症状に対して緩和ケアニーズが高いのに対して、固形がんおよび脳腫瘍のこどもでは、疾患そのものからくる苦痛症状や終末期に緩和ケアニーズが高いとされています。また、血液悪性腫瘍に比べて固形がん、脳腫瘍患者は、罹病期間を通じて苦痛症状を抱えやすいともいわれています[4]。

　このように疾患ごとに治療経過や病状の変化が異なるため、それぞ

図2 | 小児がんの5年生存率

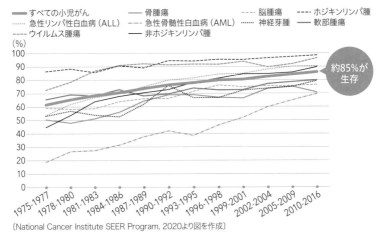

（National Cancer Institute SEER Program, 2020より図を作成）

1
小児がん

れの特徴を知っておくと関わる際に役に立ちます。以下に、緩和ケアの視点から見た各疾患の特徴を挙げていきます。

血液悪性腫瘍の特徴

血液悪性腫瘍（白血病、リンパ腫など）は小児がんの中で最も多く、小児がん全体の約40％を占め、その5年生存率は80〜90％と治療の進歩が著しい疾患です。また、CAR-T療法など再発後の治療の選択肢が増え、治癒が難しい小児血液悪性腫瘍の終末期の実態も変化しつつあります。成人では、血液悪性腫瘍は最期まで抗腫瘍治療が継続され、緩和ケアを受ける割合が低く、輸血需要が終末期まで続くため、最期のときをホスピスや自宅で過ごす割合が低いという報告が多くあります[5,6]。小児患者においても同様で、血液悪性腫瘍は他の腫瘍と比較して最期まで積極的治療が行われることが多いと報告されています[7]。これは、血液悪性腫瘍に対する化学療法の反応がよいため、化学療法が症状緩和につながる治療になりえることとも関連しています。

一方で、治癒困難と判断してからの生存期間は短く、最期の時間を本人・家族の意向に添った形で過ごすための話し合いを始めるタイミングが難しいということにつながっています。

脳腫瘍の特徴

脳腫瘍は小児がん全体の約25％を占め、小児がんの中で最も死亡する割合が高い疾患です。また、脳腫瘍は診断時から治療経過の中で、複数の症状を呈したり機能の喪失が起こったりする進行性の経過をたどるため、他の小児悪性腫瘍と比べて苦痛症状が多い腫瘍とされており、終末期だけでなく病気の経過中から緩和ケアの役割が大きくなります。特に脳幹部神経膠腫（DIPG）のような特定の脳腫瘍は、診断時から予後が悪く、根治につながる治療法がないため、症状の進行を抑える治療を行いながら徐々に進行していく症状を捉えて、その子らしく過ごせるための支援を診断時から共に考えていくことが重要になり

ます。また、腫瘍の増大に伴い身体機能の変化が起こりやすい特徴があるため、終末期においては生命予後だけでなく機能予後も見据えながら今できることは何なのか、これからどのような経過をたどっていくのかを想定し、関わることが大切になります。

　こういった疾患の特徴から、脳腫瘍は早くから在宅支援、緩和的対応が行われることが多く、わが国においても在宅死亡率が他のがんと比べると高くなっています。

固形腫瘍の特徴

　小児の固形腫瘍は、神経芽腫や腎芽腫のように発生の過程で本来は臓器になるはずの細胞が残存し増殖することで起こる腫瘍がほとんどで、成人のがんとは異なり早期発見や予防することが難しい疾患です。

　小児の固形腫瘍で最も多い神経芽腫は、臨床病期、発症時の年齢、腫瘍細胞の組織型、腫瘍細胞の染色体数などの情報から、低リスク・中間リスク・高リスクに分けられ、このリスク分類に応じた治療が行われます。低リスクは90％以上の長期生存が見込める一方で、高リスクでは長期生存できるのは30％程度と、リスク分類によって予後が異なります。また、神経芽腫に対する抗GD2抗体療法など再発後の治療選択肢が増えていることや、化学療法が症状緩和に効果的であることなどから、治癒が望めない可能性がある状況においても、最期まで化学療法を受けながら療養を続ける場合が多い特徴があります。

　このように疾患の特徴を踏まえて関わることで、これから起こりうることを事前に予測し、備えておくことができるようになります。

▶ 小児がんの治療成績向上に伴い、長い闘病期間を過ごすこどもと家族の緩和ケアニーズも高まっている。

▶ 血液悪性腫瘍や脳腫瘍など、疾患ごとに異なる治療経過や病状の変化を踏まえて関わることが大切になる。

1

小児がん

本人の「こえ」を大切にして事前に評価方法を検討する

　小児がん患者の症状は、がんそのものによる症状だけでなく、治療関連の症状が多いのも特徴です。特に血液悪性腫瘍は、造血幹細胞移植に伴う粘膜障害による痛みなど、治療に伴う症状への対応が重要になります。

　先述したとおり、こどもの症状評価は医療者や親の代理評価によって行われてきた歴史があります（☞p.25）。これはこどもが確実に評価方法を理解し伝える能力に懸念があることや、この年齢における有効なツールが不足していることが原因でした。しかし、成人同様にpatient-reported outcomes（PRO：患者報告型アウトカム）の重要性が高まり、近年では7歳以上のこどもの96％が症状やQOLに関する自己報告ができるとの報告[8]もあり、こどもにきちんと症状を尋ねて評価することが大切であると強調されるようになりました。

　特に化学療法や造血幹細胞移植など、治療に伴う苦痛症状の出現が予想される治療を行う際には、事前にこどもや家族と症状をどのように評価するかを決めておくことが重要です。言葉で症状を訴えることができるこどもであれば、Numerical Rating Scale(NRS)やフェイス・スケール（☞p.26）を使った評価が可能かどうか、こどもと相談し検討します。NRSも0～10の11段階では難しい場合、0～5の6段階で評価するなど、その子に合わせてスケールを調整することも選択肢になります。また、言葉で症状を訴えることが難しいこどもであっても、表情やしぐさなどの「こえ」にも耳を傾け、FLACC（☞p.27）などの評価ツールを用いて、その子に合わせた痛みの評価方法を検討することが重要です。家族も巻き込んで評価方法を検討するとよいでしょう。

　同時に、本人や家族からこれまでの痛みの経験を尋ね、そのときにどのように対応したのかを聞きます。本人のコーピングスタイルを事

前に把握しておくことで、薬物療法以外の対応のヒントを得ることができます。

　痛みなどの症状があるときは、こどもや家族のストレスが高く、前述のようにゆっくりと評価方法について検討することは難しくなります。そういった意味でも、症状が出る可能性のある治療を行う前には、あらかじめ本人と家族を加えた多職種で、評価方法について検討しておくとよいでしょう。

小児がんの終末期に多い症状

　小児がんの終末期の症状としては、疼痛（62〜68%）、倦怠感（49〜63%）、眠気（44〜50%）などが多いと報告[9,10]されています（**図3**）[10]。

図3｜**小児がん患者の終末期の症状**

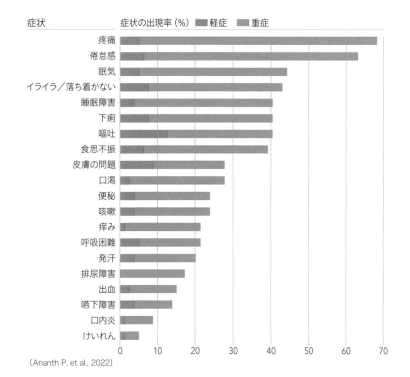

〔Ananth P, et al., 2022〕

1
小児がん

図4 | DIPGの終末期の症状

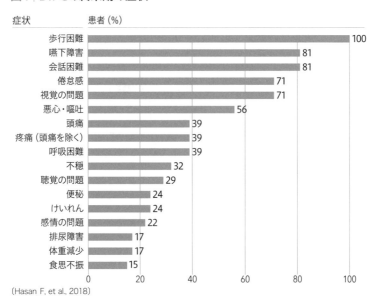

(Hasan F, et al., 2018)

　症状の特徴は疾患によっても異なり、特に脳腫瘍は症状の頻度が他の腫瘍と異なります。例えば、非常に予後が悪い脳腫瘍であるDIPGの最期の3か月に多い症状として、歩きづらさ（100%）、飲み込みづらさ（81%）、話しづらさ（81%）といった身体機能の低下の頻度が高く、次いで倦怠感（71%）、悪心・嘔吐（56%）といった身体症状の頻度も高いと報告されています[11]（**図4**）。

　どんなときでも症状をきちんと評価し、適切な介入につなげることで、終末期であっても穏やかな時間を過ごせる可能性があります。

▶治療関連の痛みについては、こどもの「こえ」を大切にして事前に評価方法を検討する。

▶終末期に多い症状を理解して対応する。

▶症状の出現を見越して評価方法を検討することで、適切な介入につなぐことができる。

3│終末期を見据えた意思決定支援

こどもと家族の意向に沿った療養場所選択の支援

　小児がん患者の死亡場所は、この15年で大きく変わってきています。2005年には在宅死亡割合は2.9%でしたが、2021年には39.5%まで増加しています（**図5**）[12]。これには、小児がんの終末期を支援する在宅診療チームが全国的に増えてきたことや、小児がん診療チームの価値観の変化、家族のニーズの変化など様々な要因が関わっていると考えられます。

　また、疾患別では、脳腫瘍のこどもは在宅死亡割合が高く、2021年には56.4%と半数以上が自宅で亡くなっています（**図6**）[12]。脳腫瘍は再発後の治療選択肢が限られています。また、症状の進行とともにADLの低下が見られるために、終末期を迎える前から自宅での療養に際して支援が必要となる場合も少なくありません。こういった疾患の軌跡の特徴から、最期の療養場所として自宅が選択されることが多いのではないかと考えられます。

　一方で、小児がん患者の質の高い終末期ケアに関するデルファイ研究[13]では、自宅での死亡は必ずしも終末期の質を上げるとは限らないとされています。自宅はきょうだいや他の家族の生活の場であり、こども本人や家族によっては自宅での死亡が負担になる場合もあると

1

小児がん

図5│**小児がん患者の死亡場所**

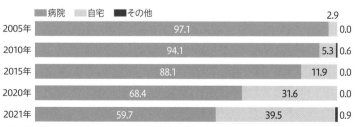

〔人口動態統計, 2005/2010/2015/2020/2021より作成〕

図6 | 疾患別の死亡場所

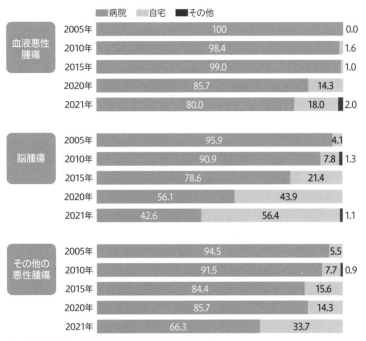

〔人口動態統計, 2005/2010/2015/2020/2021より作成〕

いうのがその理由として挙げられています。大切なことは、こどもと家族の希望を丁寧に尋ね、その意向に沿った支援を行うことであるといえます。

　先述したように、小児がんの5年生存率は成人のがんよりも高く、また脳腫瘍以外の疾患は、再発後の治療選択肢が治験も含めて増えている状況から、小児がんにおいては成人のがんと比較し最期まで積極的治療が行われることが多くなっています。実際、AYA世代のがん患者の半数以上が、治癒が望めない状況下においても、副作用の強い抗がん剤治療を受けることを望んでいるとの報告もあります[14]。こういった小児患者の特徴から、先に挙げたデルファイ研究でも、小児がん患者に対する終末期の積極的治療については、成人のがん患者に比較し柔軟に実施することを推奨しています。具体的には、小児がん患

者における指標では、成人の指標のように「死亡から遡って30日以内のICU入室を回避する」とせずに、「ICUでの死亡を回避することや亡くなる直前の化学療法は行わない方が質が高いとしている成人のがんとは異なり、小児ではそれを採用しない」と報告しています[13]。

「今」の連続性の中で死を捉える

終末期の意思決定にも、小児特有の傾向があります。高齢者の終末期においてはこれまでの人生を振り返り、人生を閉じる準備をしながら、死から逆算して意思決定をされる方もいらっしゃいます。心理学者のユングはライフサイクル論の中で、人生を日の出から日没までの4つの時期（少年、成人前期、中年、老人）に分け、中年期への転換期を超えると自分に対して向き合う時期が来るとしています（**図7**）[15]。

一方、自分を見つめ直す時期より前の、外の世界に開いていく時期を過ごしているこどもとそれを支える家族にとっては、終末期における意思決定は終わりから逆算するというよりは、外に開いていく時期を生き、今を大切に、その連続性の中に死がやってくるというイメージで捉えていることが多いように感じます。本のページをめくっていく中で、たまたま最後のページがやってくるというイメージです。そういった発達過程であることを意識して、今を大切にする意向を丁寧にすくい上げて関わることが大切になると思っています（☞p.123）。

図7｜ユングのライフサイクル論

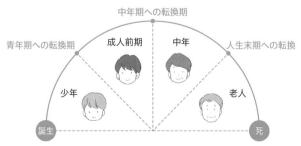

〔Staude JR, 1981より図を作成〕

1

小児がん

こども自身とこれからについて話し合う

👤 16歳　男児　頸部肉腫

　頸部の痛みで発症した頸部肉腫のケイタくんとの最初の出会いは、救急外来でした。首の痛みが強く、横たわっていた彼の痛みへの対応の依頼が緩和ケアチームに入りました。訪室し、オピオイドを使い症状緩和に努めました。化学療法が奏功し、彼の症状は徐々によくなりました。

　そんなある日、彼の病室に行くと、彼は自分の学生生活のことを話し始めました。部活をがんばっていたこと、あることがきっかけで目指したいことができて高校に進学したこと、彼がこれまで生活してきた歩みを教えてくれました。そんな中で病気の話になりました。彼は病気になってからの生活の変化を教えてくれました。友だちとLINEで話したりしているけれど、自分だけが置いていかれているようなつらさを打ち明けてくれました。

　病気についてどこまで知りたいか、私は尋ねました。「この病気は、転移したりするから心配だって今言っていたでしょ？ 人によってはそういった転移したとかいうような悪い話を怖いから聞きたくない子もいるし、聞きたいっていう子もいるけど、君はどっちのタイプ？」。すると、彼はしっかり私の目を見て答えました。「僕は転移していることとか、具合が悪くなっていることとか、とにかく何でも知っておきたい。だって自分のことだから」と。

　その後治療は進み、病状はいったん快方に向かいました。しかししばらくすると病勢は反転し、放射線治療などを行いましたが病気の勢いは強く、頸部腫瘍が椎体内に浸潤し、まひが出て、彼は寝たきりの生活を余儀なくされました。

　そんな中、主治医チームと家族で今後の話し合いが持たれました。主治医チームは、「治療の選択肢はありますが、根治にはつながら

ない状態です。今の状態であれば自宅に帰ることができますが、本人がどのように考えるか聞いてみたいと思っています」と家族に伝えました。家族はそのような情報を伝えると本人が絶望してしまうのではないかと心配し、伝えないでほしいと話しました。そのとき、私は以前に本人から聞いていた話を家族と共有しました。「自分のことだから、何でも知っておきたい」という彼の言葉を。

　家族はその後しばらく考えて、こどもの想いを尊重したいとお話しになりました。ケイタくんの意向を再度確認し、話を聞きたいとの意向がわかったので、主治医から本人に話をしました。

　「これまでがんばって治療を続けてきたけど、残念ながら病気を治すことは難しいと考えている。これからの方針として、化学療法を続ける選択肢もあるが、今だったら自宅に帰ることもできる。あなたの意向に沿って治療方針を決めていきたい」──静寂が病室を包みました。5分ほど待ちましたが、彼はその場では返事をしませんでした。医療チームは、彼に伝えたことが本当によかったのか、その後悩みながら日々を過ごしましたが、数日たって彼から、「治療を続けたい」との返事がありました。これまでと同じように病気と闘っていきたいという彼の想いに沿って治療を続け、数か月後に彼は旅立ちました。

　彼自身が自分の状態のことをどの程度知りたいのか、治療の選択肢がなくなってきた段階で尋ねることは、おそらく難しかったように思います。想いや意向は変わるかもしれませんが、あらかじめ本人と話し合うことの大切さを伝えてくれたケースです。

Point
▶ 小児がんは、成人がんに比べて最期まで積極的な治療が行われることが多い。
▶ 小児がん患者の在宅死亡の割合は増えている。
▶ 終末期の療養場所や治療方針については、こどもと家族の意向に

1
小児がん

沿った選択を検討し、必要な支援を行う。

▶ 発達過程の中で死を迎えるこどもの場合、成人とは異なる視点から
の意思決定支援が必要となる。

文献

1) 国立がん研究センターがん情報サービス：1．小児がんの患者数（がん統計）．
https://ganjoho.jp/public/life_stage/child/patients.html（2024年2月アクセス）
元データ出典：Nakata K, Matsuda T, Hori M, et al.: Cancer incidence and type of
treatment hospital among children, adolescents, and young adults in Japan, 2016–2018.
Cancer Sci, 114(9):3770-82, 2023.

2) National Cancer Institute SEER (Surveillance, Epidemiology, and End Results) Program:
Cancer Statics Review (CSR) 1975-2017 5-year Survival Rates. 2020.
https://seer.cancer.gov/archive/csr/1975_2017/results_merged/sect_28_childhood_
cancer.pdf（2024年2月アクセス）

3) 菊地亜美, 余谷暢之, 他: 第II部 統計と解説 1. データでみる日本の緩和ケアの現状. In 木澤
義之, 森 雅紀, ホスピス緩和ケア白書編集委員会（編）, ホスピス緩和ケア白書2023. 青海社,
2023.

4) Ebelhar J, DeGroote NP, Massie AM, et al.; Differences in palliative opportunities across
diagnosis groups in children with cancer. Pediatr Blood Cancer, 70(1): e30081, 2023.

5) Hui D, Didwaniya N, Vidal M, et al.: Quality of end-of-life care in patients with hematologic
malignancies: a retrospective cohort study. Cancer, 120(10): 1572-78, 2014.

6) Sexauer A, Cheng MJ, Knight L, et al.: Patterns of hospice use in patients dying from
hematologic malignancies. J Palliat Med, 17(2): 195-9, 2014.

7) Yotani N, Shinjo D, Kato M, et al.: Current status of intensive end-of-life care in
children with hematologic malignancy: a population-based study. BMC Palliat Care, 20
(1): 82, 2021.

8) Wolfe J, Orellana L, Cook EF, et al.: Improving the care of children with advanced
cancer by using an electronic patient-reported feedback intervention: results from the
PediQUEST randomized controlled trial. J Clin Oncol, 32(11): 1119-26, 2014.

9) Wolfe J, Orellana L, Ullrich C, et al.: Symptoms and distress in children with advanced
cancer: prospective patient-reported outcomes from the PediQUEST Study. J Clin
Oncol, 33(17): 1928-35, 2015.

10) Ananth P, Lindsay M, Nye R, et al.: End-of-life care quality for children with cancer who
receive palliative care. Pediatr Blood Cancer, 69(9): e29841, 2022.

11) Hasan F, Weingarten K, Rapoport A, et al.: End-of-life care of children with diffuse
intrinsic pontine glioma. J Neurooncol, 138(1): 147-53, 2018.

12) 厚生労働省：人口動態統計，2005/2010/2015/2020/2021．

13) Johnston EE, Martinez I, Wolfe J, et al.: Quality measures for end-of-life care for
children with cancer: a modified Delphi approach. Cancer, 127(14): 2571-8, 2021.

14) Hirano H, Shimizu C, Kawachi A, et al.: Preferences regarding end-of-life care among
adolescents and young adults with cancer: results from a Comprehensive Multicenter
Survey in Japan. J Pain Symptom Manage, 58(2): 235-43, 2019.

15) Staude JR: The Adult Development of C. G. Jung. Routledge, 1981.

2

重症児（CSHCN/CCC）

1│重症児の特徴

　小児医療の発展とともに、これまで根治が難しかった疾患に対する治療の選択肢が増えています。その結果、慢性的に疾患を抱えて生きるこどもたちが増えていることにつながっています。

　米国ではこういった状況を受けて、これまでのように疾患別に考えていても全体的な課題が把握できないと考え、1998年に母子保健局が「慢性的な身体的、発達的、行動的、または感情的な課題がある、もしくはそのリスクが高く、一般のこどもが必要とする以上の医療および関連サービスを必要とするこどもたち」をchildren with special health care needs（CSHCN）とまとめて捉えて、慢性疾患を持つこどもたちの課題に対する支援体制の検討を始めました。米国では現在CSHCNがこどもの18.8%を占めると報告[1] されています。

　わが国の調査研究でも12.5%のこどもがCSHCNに該当するとの報告もあります[2]。CSHCNの中でも、より重症で医療ニーズの高いこどもたちはchildren with complex chronic conditions（CCC）と呼ばれています[3]。CCCは、「複数の異なる臓器系または一つの臓器系が重症化し、その症状が少なくとも12か月間続く（もしくはその間に亡くなる）と考えられ、その間小児の専門的な治療を必要とし、おそらく第三次医療施設でのある程度の期間の入院を必要とする医学的状態」のこどものことを指します[4]。近年では米国の小児入院患者の10%をCCCが占めるとの報告もあり、入院患者の重症化が示されています[4]。

　わが国では同じような調査はありませんが、例えば2023年までの15年間で約２倍に増加している在宅医療的ケア児の中で、特に在宅

人工呼吸器を必要とするこどもは10倍になっている実態があり、医療的ケア児の重症化が進んでいます。こういった現状を考えると、わが国においても米国と同様の状況にあると考えられます。

疾患の軌跡の特徴❶ ── 急な悪化と回復を繰り返す

重症児の疾患の軌跡を図1に示します。重症児は、「重篤な状態が断続的に続きながら長期生存が難しくなる」ような疾患の軌跡をたどります。この軌跡は、心不全や慢性閉塞性肺疾患のような慢性疾患を持つ成人と同様に、突然の激しい状態の悪化と回復を伴いながら緩やかに機能が低下していく病態を示しています。

また、この急性のエピソードは、しばしば生命を脅かし、死に至ることもあります。つまり急な状態悪化で集中治療が行われ、それが結果的に回復につながる場合もあれば死に至る可能性もあるところに難しさがあります。こういった疾患の特徴から、米国では重症児の3分の2近くが病院で死亡し、その半数以上がICUで死亡しているとされています[5,6]。

日本では正確なデータはまだありませんが、図2[7]の神経疾患を持つこどもの死亡場所のデータからも、多くの重症児が病院で死亡し、集中治療を受けながら死亡する割合も高いと推定されます。

図1 | 重症児の疾患の軌跡

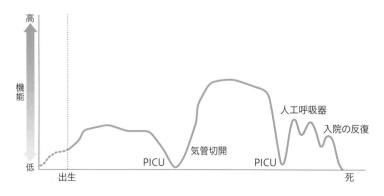

図2│14歳未満の死亡場所の推移（再掲）

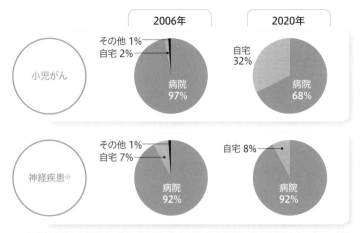

※1歳以降に死亡した神経系の疾患・神経系の先天奇形・染色体異常、他に分類されないものの合計
〔人口動態統計, 2006/2020より作成〕

疾患の軌跡の特徴❷──個別性が高く、予後予測が難しい

　重症児のもう一つの特徴として、個別性が非常に高いことが挙げられます。基礎疾患が同じであっても、その重症度と経過はこどもごとに大きく異なります。急な病状の悪化に伴う入院、特にICU入院がその典型で、まずは回復を期待して複数の治療介入を行います。回復可能性は治療開始時にはわからないので、できる限りの治療を行い、その結果を評価しながら治療が続いていくことが多くなります。成人の心不全や慢性閉塞性肺疾患とは異なり、積極的治療の是非を判断するための機能的なベースラインを見定めることは非常に難しいのが実状です。特にNICU出生のこどもは、生後NICU滞在期間に最も重篤な状態を経験していることが多く、そういった経験がその後の治療選択に大きく影響します。つまり、小さいときに集中治療を経験していると、集中治療を行うことがデフォルトになりやすくなります。

　また、成人の慢性疾患患者が、終末期に向かって急性増悪を繰り返しながら徐々に機能的に低下していく経過をたどるのとは異なり、医

学的介入がこどもの機能的状態、成長・発達を改善する可能性もあります。例えば、上気道狭窄が非常に強いこどもが、気道感染を契機に抜管困難となり気管切開をした場合、その後呼吸が安定し、むしろ気管切開後の方が発達が伸びるということを経験したりします（☞ p.123）。そういった意味で、家族と何度も話し合いを重ね、今後の見通しとこどもと家族の価値観を踏まえて意思決定をしていく必要があります。

- ▶慢性的に疾患を抱えて生きるこどもたちが増えており、その重症度も上がっている。
- ▶重症児の特徴として、急な病態の悪化と回復を繰り返すこと、個別性が高く予後予測が難しいことが挙げられる。
- ▶重症児の治療の方針として、積極的治療がこどもの機能的状態、成長・発達を改善する可能性もあり、積極的治療を行いながら最期のときを迎えることが多い。
- ▶上記のような疾患の軌跡を踏まえて対応していくことが大切になる。

2 ｜ 重症児の症状緩和——神経疾患を抱えるこどもを中心に

痛みの評価と原因の探索

　重症児、特に神経疾患を抱えるこどもたちは多くの症状を有しているとされています。例えば痛みは特に頻度の高い症状の一つで、中等度の認知障害を持つこどもの44％に毎週痛みがあり[8]、重度の認知障害を持つこどもの42％に毎日痛みがある[9]との報告もあります。重症児の症状緩和を考える際には、まずこどもの症状の評価がとても重要になりますが、実際の現場ではその症状を捉えることが難しいがゆえに、なかなか介入につながらないことも少なくありません。ここでは、痛みを例にして評価の方法を考えてみます。

1 痛みの訴えを評価する

　神経疾患を持つこどもの痛みの表現を**表1**に挙げます。言葉で自分の症状を訴えることができないこどもの痛みを評価する場合、声や表情、筋緊張といった他覚的な所見や睡眠状況などの生活習慣の変化から、本人のつらさを推定し評価することが重要になります。

　先に挙げたFLACCも評価スケールの一つですが、神経疾患のこどもの表現は個別性が高いため、特に持続する痛みや慢性疼痛の評価においては、FLACCを基盤としてその子独自の評価ツールを作成することが効果的な場合もあります（☞p.28）。具体的にはベッドサイドにFLACCの表を1～2週間程度置いておき、そこに受け持ち看護師や担当医、多職種が気付いた本人の痛みの表現を書き加え、その子独自の修正版FLACCスケールを作成します。FLACCが基盤になりにくい場合は、行動やバイタルサインなどを記載した表を用いて評価方法を検討することもあります（☞p.29）。こういったその子特有の痛みの表現を客観的なスケールにして評価を行います。

　評価を行う際には、スコアの点数だけでなく、その頻度や持続時間

表1 | 神経疾患のこどもの痛みの表現

発声	泣き声、うめき声、あえぎ声
表情	眉間にしわを寄せる、目を細める、目を見開く、歯を食いしばる、歯ぎしり
穏やかさ	なだめても落ち着かない
外との交流	外界との交流が減る
動き	手足を落ち着きなく動かす、びっくりしやすい、身体をねじる
筋緊張	四肢の硬直、手を握りこむ、背中を反る
睡眠	睡眠障害、睡眠過多
生理的反応	頻脈、発汗、震え、顔色不良、息こらえ、涙を流す

2

重症児（CSHCN／CCC）

も合わせて評価する必要があります。スコアリングをすると点数に目が行きがちですが、生活への支障がどの程度かを評価するためには、その持続時間や頻度も重要な要素になります。

2 痛みの原因を考える

神経疾患のこどもの痛みの原因には、原因が特定できるものと特定できないものがあります。胃食道逆流症（GERD）、便秘、腸管運動遅延による栄養剤の注入不良、姿勢、痙縮、股関節痛、歯痛などは、原因が特定できる痛みの代表的なものです。一方で、脳機能障害に伴う痛みや内臓痛覚過敏症などは、特定の原因ではなく複合的な要素で起こる痛みです[10]。

内臓痛覚過敏症は、神経疾患のこども特有の症状とされています。神経疾患のこどもは、胃食道逆流症に伴う炎症、慢性便秘、注入不良など消化管の問題が頻回に起こるため、侵害受容器ニューロンの局所的な過興奮が、刺激が除去された後も持続し痛覚過敏をきたしているのではないかと考えられています。痛みの反応が強く出るため、無呼吸発作などの症状が出ることもあります。

ケースから考える

内臓痛覚過敏症による無呼吸発作

👤 3か月　女児　18トリソミー

アヤちゃんは出生前診断された18トリソミーの女の子でした。出生後、食道閉鎖と心室中隔欠損症がわかり、日齢1に胃ろう造設術、食道バンディング術を行いました。心臓については、家族とも相談の上、手術をせずに経過を見ることとなっていました。在宅で過ごすことを目指して管理を行っていた生後60日目から、無呼吸発作が頻発するようになりました。無呼吸発作は徐脈を伴い、バギング（用手換気）を要する重篤な症状でした。脳波ではけいれんと無呼

吸の関連はなく、食道バンディング部分の逆流も認めませんでした。
こういった経過から、無呼吸発作の原因として内臓痛覚過敏症を考
え、ガバペンチンの投与を開始しました。5 mg/kg/回を1日2回
から開始し、効果を認めたため漸増しながら7.5mg/kg/回を1日3
回投与まで増量しました。その結果、1日10回以上認めた無呼吸
発作は消失し、CPAP管理から離脱することができ、酸素療法のみ
で経過を見ることができるようになりました。

このように、原因の明らかでない無呼吸発作の背景に内臓痛覚過
敏症が関連していることがあり、その場合はガバペンチンの使用が
効果的な場合があります。私は、初期用量は2.5mg/kgを1日1回
夕から開始し、効果があるようなら4〜7日ごとに漸増しながら
10mg/kg/回 を1日3回程度まで増量するようにしています。

▶ 重症児は多くの症状を抱えていることが多いとされている。

▶ 痛みは神経疾患を持つこどもで特に頻度が高い症状である。

▶ 症状を捉え、介入につなげられるようにその子に合った客観的なス
ケールを用いて評価することが重要になる。

3 | 重症児とその家族の意思決定支援

重症児は、先に述べたような疾患の軌跡の特徴から、入退院を繰り
返す経過をたどることが多くなります。そういった中で、重症児とそ
の家族は治療方針についての意思決定を何度も何度も迫られることに
なります（図1☞p.158）。

特に小児神経疾患は、小児がんとは違い病状が長期にわたり変化し
やすい特徴があるため、治療やケアの方針についての意思決定を迫ら
れる場面が繰り返し訪れます。また同じ診断の疾患であっても、どの
タイミングで生命に関わる病状になるかなどの経過は、こどもにより

大きく異なります。こういった共通性の見いだしにくさは、終末期を見据えた話し合いを行う上で重要となる、予後予測の難しさにつながります。さらに小児神経疾患の中には、確定診断をつけることが難しかったり、診断がつくまでに数か月から年余にわたる経過をたどったりする疾患もあり、このようなケースは医学的な見通しすら立ちにくい場合もあります。

　また、意思決定の場における、家族と医療者の捉えかたのギャップも指摘されています。これまでの報告によると、家族は医療者に対して「こどものQOLを過小評価している」「自分たちの思いに耳を傾けてもらえない」と感じることが多いとされています。こういった家族と医療者のQOLに対する認識の不一致が、医療チームと家族の価値観の違いとなり、意思決定において認識のずれを生じる場合があります。そういった中で、こどもの症状に注意を払うことは、こどもを主語に捉える視点に戻すのに役に立つことがあります。医療者や家族の価値観を一旦横に置き、こどもがどういったときに苦痛を感じているのかを医療チームと家族が一緒に捉えることで、その子の快適さを共に追求することにつながります。同時に、こどもと家族が何を大切にしているかを知るために丁寧に耳を傾ける姿勢も大切になります。

◉家族とのコミュニケーションのポイント

　重症児の家族とのコミュニケーションのポイントとして、Bogetz[11]らは以下の3点を挙げています。それぞれについて解説します。

❶一貫した長期的な視野に立ったコミュニケーションの機会をつくる

　重症児は急な病状の変化で入院することが多く、その場合、主治医単独で治療するのではなく、入院を担当するチームが、交代しながら治療を行うことが一般的です。そういった状況下では、日常的な引き継ぎの中で情報共有のギャップが生じ、ミスコミュニケーションが発生しやすくなります。例えば、重度の低酸素性脳症の既往を持つこどもの家族が、何か月にもわたる入院中に複数の医師から、本人の脳障

害の重症度を理解しているかどうかを確認されるといったことが起こりかねません。また、医師が交代することで、こどもの包括的な経過についての話し合いが進まず、家族がこどものために十分な情報を得ないまま意思決定を迫られるということも起こる可能性があります。

　このようなことを避けるため、意思決定の話し合いにはできるだけこどもと家族を長く知っている医療者を組み込むことが重要になります。長期的な視点でこどもを捉えることで、全身状態やQOLを横軸で評価し、本人に合った治療方針を検討することができる可能性があります。また、家族が過去にどのように意思決定してきたかを知っている医療スタッフが話し合いに加わることで、継続性を維持した話し合いを行うことができます。

❷家族を専門家として認識する

　家族は、長期にわたる療養生活の中でこどもの神経学的状態や医療の必要性について十分に理解し、時に医療者よりもその内容について専門的になっている場合があります。例えば、重度の脳性まひを持つこどもが3回目の手術を受ける際に、重度脳性まひに関連する手術のリスクや効果について説明する場面を考えてみてください。以前にも聞いている内容を同じように繰り返し伝えるよりは、これまで受けた説明の経験を聴いた上で説明を行うと、よりスムーズに伝えることができます。このように、医療の専門家である医療者と、こどものQOL に関する専門家である家族との対話では、お互いの専門性を尊重しながら話し合いを進めていくことが大切になります。

❸意思決定に関わる情報を伝える際には医療者自身の価値観を横に置く

　医療者と家族では、大切にしたいことが異なる場合があります。例えば、医療上の意思決定を行う上で、医療者は家族よりも、神経学的な予後を重要視する傾向があると報告されています[12]。こういった価値観の違いから、治療方針の説明の場においても、医療者が神経学的予後の悪さのみを強調してしまい、神経学的予後以外のところに価値を置いている家族の想いとの間にギャップが生じるなどが起こりえま

す（これをdisability paradoxと言ったりします）。

　医療者は、話し合いを行う際にこどもと家族にとって何が最も重要であるかを最初に尋ねてみるとよいでしょう。神経学的予後が意思決定に大きな影響を及ぼさない家族に対しては、神経学的状態に関する情報と検討中の治療介入に関する情報とを区別して説明する必要があります。このように意図的に"情報の切り離し"を行うことで、治療の中から不必要な価値判断を取り除くことができる可能性があります。

　また治療方針を考える際には、根本的な医学的問題を解決することを考えるだけでなく、その介入を行うことでこどもの症状がどの程度緩和されるのか、QOLに与える影響はどの程度かを合わせて検討することが重要です。意思決定においては、**図3**のように多様な因子が関連します。このように多面的にこどもと家族を支えて治療方針を検討していくことが重要になります。

家族が大切にしていることを知るために

　家族の価値観を知るために、私はその子と家族がこれまでどのような経過をたどってきたのか、ものがたりを紐解くことを大切にしてい

図3｜重症児の意思決定に関わる因子

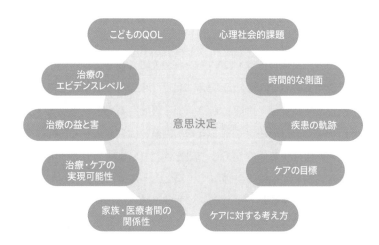

ます。例えば、先天性の病態で医療的ケアを必要として生活している
こども・家族と、事故などの後天的な問題で医療的ケアを必要として
いるこども・家族では、その軌跡や抱えている課題に違いがあること
は想像できると思います。このように、それぞれのこどもと家族のこ
れまでのものがたりを聴くことで、その子と家族が大切にしているこ
とを知ることにつながるのではないかと思っています。

▶ 重症児とその家族は、治療方針などの意思決定を迫られる場面が多い。

▶ 重症児の家族と医療者の間には、こどもの状態の捉え方にギャップ
  が起こりやすい。

▶ こどもと家族のこれまでのものがたりを聴くことが、こどもと家族
  の価値観を知ることにつながる。

文献

1) Ghandour RM, Hirai AH, Kenney MK: Children and youth with special health care needs: a profile. Pediatrics, 149 (Suppl 7): e2021056150D, 2022.

2) Kaji N, Ando S, Nishida A, et al.: Children with special health care needs and mothers' anxiety/depression: Findings from the Tokyo Teen Cohort study. Psychiatry Clin Neurosci, 75 (12): 394-400, 2021.

3) Feudtner C, Christakis DA, Connell FA: Pediatric deaths attributable to complex chronic conditions: a population-based study of Washington State, 1980-1997. Pediatrics. 106 (1 Pt 2): 205–209, 2000.

4) Simmon TD; THE EDITORIAL BOARD OF HOSPITAL PEDIATRICS: Complex care has arrived. Hosp Pediatr, 10 (8): 631–632, 2020.

5) Johnston EE, Bogetz J, Saynina O, et al.: Disparities in inpatient intensity of end-of-life care for complex chronic conditions. Pediatrics, 143(5): e20182228, 2019.

6) Trowbridge A, Walter JK, McConathey E, et al.: Modes of death within a children's hospital. Pediatrics, 142(4): e20174182, 2018.

7) 厚生労働省：人口動態統計. 2006/2020.

8) Breau LM, Camfield CS, McGrath PJ, et al.: The incidence of pain in children with severe cognitive impairments. Arch Pediatr Adolesc Med, 157 (12): 1219–1226, 2003.

9) Hunt A, Goldman A, Seers K, et al.: Clinical validation of the paediatric pain profile. Dev Med Child Neurol, 46 (1): 9–18, 2004.

10) Di Lorenzo C, Youssef NN, Sigurdsson L, et al.: Visceral hyperalgesia in children with functional abdominal pain. J Pediatr, 139 (6): 838–843, 2001.

11) Bogetz JF, Boss RD, Lemmon ME: Communicating with families of children with severe neurological impairment. J Pain Symptom Manage, 63 (2): e264-e266, 2022.

12) Lemmon ME, Huffstetler H, Barks MC, et al.: Neurologic outcome after prematurity: perspectives of parents and clinicians. Pediatrics, 144(1): e20183819, 2019.

2

重症児（CSHCN／CCC）

3

循環器疾患

　緩和ケアを必要とする循環器疾患の疾患背景は、小児と成人で大きく異なります。米国の小児病院において、進行性の心疾患で亡くなる患者の76%が先天性心疾患で、9%が心筋炎・心筋症であったとの報告[1]があります。これらの疾患背景を踏まえて、緩和ケアの役割を考えていく必要があります。また、循環器疾患は最期まで積極的治療が行われやすい疾患です。手術など集中治療下で管理されることが多いことや、心肺蘇生に反応しやすいことがその理由です。実際、進行性心疾患で亡くなったこどもの56%が、亡くなる1年以内に心肺蘇生を受けていたと先の米国の調査で報告[1]されています。このように治癒を目指した治療を行いながら最期の時間を過ごすケースも多く、緩和ケアの介入のタイミングが難しい疾患でもあります。

1│先天性心疾患に対する緩和ケア

　先天性心疾患は出生の1%に発症する疾患です。また、胎児診断の進歩から重症の先天性心疾患が出生前から診断されるケースも増えてきています。

　先天性心疾患を持って生まれたこどもは、出生後早期に手術を必要とします。術後経過が良好であればそのまま治癒が期待できますが、手術により改善が得られなかった場合、病状が悪化していく可能性があります（**図1**）。先の米国の調査でも、進行性心疾患で亡くなったこどものうち76%が1歳までに亡くなっていると報告[1]されています。わが国においても15歳未満の先天性心疾患の死亡ケースの78%が1歳未満であり、同じ傾向にあるといえます[2]。

　先天性心疾患のこどもと家族に緩和ケアチームが介入すると、家族との話し合いが円滑に進み、終末期の不必要な積極的治療が行われなくなり、穏やかに最期を過ごすことにつながるとの報告[3]があります。緩和ケアチームが診療チームと協働することで、こどもと家族の支援につながる可能性があると考えられます。

　また、わが国では先天性心疾患のこどもの95％が成人を迎えています。その数は50万人を超えてきていますが、そのうち3分の1のこどもが綿密な経過観察を要する状況であると報告[4]されています。**図2**は成人先天性心疾患における疾患の軌跡を示しています。緩やか

図1 | 重症な先天性心疾患における疾患の軌跡

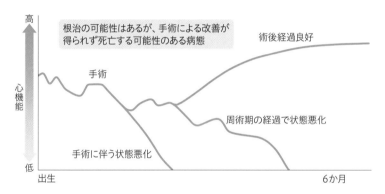

図2 | 成人先天性心疾患の軌跡

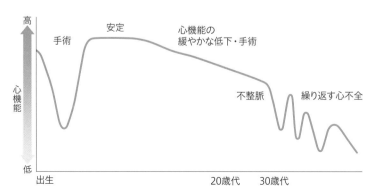

に心機能が低下していく中で、徐々に課題が出てくることが特徴で、成人の心不全の疾患の軌跡に近い経過をたどります。患者は心不全の悪化を繰り返しながら、課題に向き合うことになります。しかし、先天性心疾患のこどもの多くは、病状を理解できる発達段階に入る前に闘病生活を送っているため、病状について詳細に理解できていることが少ないことが指摘されています。多くのこどもたちは1歳前後で手術を受け、以降は経過観察が中心の診療になります。そういった中で、こどもに病状を詳細に説明するタイミングは、こどもにとって身体の不調が少ない時期であり、実感を持ちにくいことが起こりえます。実際、成人になった先天性心疾患の患者は、自分の病状を軽く見積もる傾向にあるという報告もあります（図3）[5]。今後、長期にわたる支援のあり方を考えていく必要があります。

ケースから考える

ECMO離脱が難しいこどもと家族に対する支援

0歳　男児　左心低形成症候群

　ユウくんは胎児診断で左心低形成症候群と診断され、出生後すぐにNorwood-Glenn術が行われました。しかし、術後酸素化を維持することができず、ECMOを導入した状態でICUに帰室しました。

図3 | 成人先天性心疾患患者の病状認識

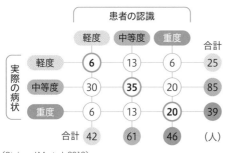

実際の病状と一致していたのは41%
（実際の病状と一致した認識をしていたのは、149人中61人）

〔Steiner J.M.,et al, 2019〕

その後、ECMO離脱を何度か試しましたが、酸素化が維持できない状況が続きました。医療チーム内で何度も再評価を行いながらECMO離脱を目指して管理を行ってきましたが、状況がなかなか整わないため、家族支援とユウくんの苦痛評価目的で緩和ケアチームに依頼がありました。

緩和ケアチームは医学的な状況を循環器科医、集中治療医から聞き、家族の病状認識を確認しながら、医療チーム・家族が捉えるユウくんの苦痛症状について一緒に評価し、呼吸困難に対してモルヒネの使用を提案しました。また、時々刻々と変化する状況の中で、医療チーム内での病状認識を共有するために、医療チーム内での定期的なカンファレンスを提案し、1週間おきに病状を共有する場を持ってもらいました。

ECMO導入から50日後、ユウくんは脳室内出血をきたし、ECMOの継続が難しくなり、離脱する方針となりました。家族に状況を伝える際にも、緩和ケアチームは家族の理解の確認と感情的な変化に対する支援を行いながら、家族が大切にしたいことについて伺いました。その後、ユウくんは多くの家族に見守られながら母親の腕の中でECMOを離脱し、最期の時間を過ごしました。

循環器疾患の病状は刻一刻と変化していきます。支援の際には、関わるスタッフが今の状況を共有できるように場を設定することが大切になり、その支援も緩和ケアチームの役割の一つになります。

Point

▶ 先天性心疾患で亡くなるこどもの80％近くが1歳未満である。

▶ 先天性心疾患のこどもの90％以上が成人を迎えるが、そのうち3分の1が綿密な経過観察を要する。

▶ 先天性心疾患のこどもは、病状についての説明を受ける機会が乏しく、自分の病状を十分に理解できていない可能性を踏まえて関わる必要がある。

3
循環器疾患

心筋炎・心筋症は、感冒などを契機に症状が顕在化します。重篤な状態で発症する場合もあれば、徐々に心機能が低下していく場合もあります。近年、心不全に対する心臓移植を見据えた補助人工心臓（ventricular assist device：VAD）を導入するケースが増えています。VADは、心機能が低下し、病状が進行していく中で、心臓移植を目指すことを前提として心臓のポンプ機能を補助するために導入されます（**図4**）。**図5**は心筋炎・心筋症に対する治療と緩和ケアの協働を示しています。VADを装着しても心機能は徐々に低下していくことがあり、移植待機中に死亡してしまうケースもあります。病状が変わり、さらなる治療介入がある中で、症状緩和と意思決定支援を行うことが大切になります。

ケースから考える

次の介入につながるまでのつらさを支援する

9歳　女児　拡張型心筋症

ミキちゃんは、感冒をきっかけに拡張型心筋症と診断されました。その後、心不全の悪化を繰り返す中で緩和ケアチームに介入の依頼がありました。介入時は呼吸困難が強く、モルヒネの使用を推奨し症状緩和に努めました。

その後症状が悪化し、VADが導入されました。VAD装着下の長期管理の中で、本人と家族は先が見えない不安の中で様々な葛藤を抱えていました。多職種で定期的にカンファレンスを持ちながら、どうすればその葛藤が和らげられるのかを日々検討しました。

経過の中で、VAD装着下でも心不全が進行し、呼吸困難の症状が出現することがありました。その際は、再度モルヒネを使用し症

図4 拡張型心筋症の疾患の軌跡

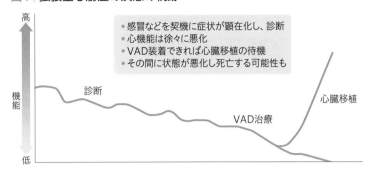

- 感冒などを契機に症状が顕在化し、診断
- 心機能は徐々に悪化
- VAD装着できれば心臓移植の待機
- その間に状態が悪化し死亡する可能性も

図5 心筋炎・心筋症に対する治療と緩和ケアの融合

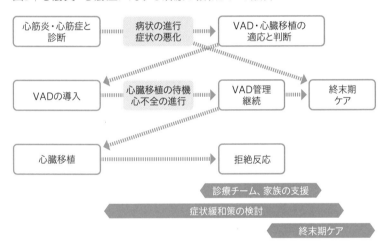

状緩和に努めました。そういった対応を繰り返していく中で、ある日心臓移植についての連絡があり、移植を行うことができました。

　図5に示したように、拡張型心筋症から心臓移植を目指してVAD管理を行っても、その間に病状が進行し、苦痛症状が増すことがあります。心臓移植へとつながるまでの過程では身体症状だけでなく、本人、家族の心理社会的な課題も大きくなります。多職種で関わり、こどもと家族のつらさを和らげるように努めることが大切になります。

▶ 心筋炎・心筋症のこどもは、心機能が悪化していく中で、VADの導入をしながら心臓移植を待つ場合が多い。

▶ こどもと家族のつらさをトータルに評価し、支援していくことが大切になる。

3│循環器疾患に対する症状緩和

　図6[6]に循環器疾患で起こりやすい症状についてまとめました。成人患者を対象としたシステマティックレビューでは、進行性の心不全の症状として呼吸困難（18〜88％）、倦怠感（42〜82％）、疼痛（14〜78％）、抑うつ（6〜59％）があると報告[7]されています。心不全に対する症状管理は複雑で、薬剤の副作用が症状を悪化させる懸念もあります。進行性の心不全患者に対しては、心拍出量を改善することで症状を改善する可能性があるため、症状緩和の最初の戦略は良好な心不全管理になります。

◉痛み

　進行性の心疾患を抱えるこどもの痛みについて考える際には、痛みの原因を考えて対応することが大切になります。進行性の心疾患を持つこどもの家族の70％近くが、入院しているこどもに痛みがあるの

図6│循環器疾患で起こりやすい症状

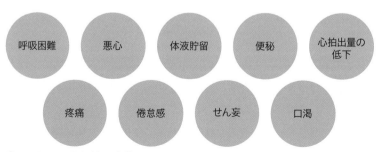

〔Blume E.D, et al., 2023より図を作成〕

ではないかと考えているとの報告[8]があり、痛みは進行性心疾患を抱えるこどもにとって頻度の多い症状です。進行性の心疾患でよく見られる痛みとしては、体液過多や虚血による腹痛、手技による痛みがあります。

　心疾患を抱えるこどもたちは、採血などの痛みを伴う処置をたくさん経験します。局所麻酔クリームの使用や、処置に対する適切なディストラクション*を行うことは、長期にわたる不安や、苦痛、痛みのレベルを下げるのに役立ちます。

　また、VADを使用しているこどもの家族は、最も苦痛なのはドレッシング交換による痛みであるとよく話されます。チャイルド・ライフ・スペシャリストなどと協力し、処置時の痛みに対するこども独自の対処法を見つけることが大切です。

　腹痛は、進行性の心疾患を抱えるこどもに比較的多い症状で、血管収縮や心機能低下に伴い腸管血流が低下し、一過性の虚血に陥ることに起因しているとされています。こういったことを繰り返す中で、内臓痛覚過敏症と同様の症状が起こるとされており、ガバペンチノイドの使用が効果的な場合があります。

　また、浮腫による痛みも、進行した心不全のこどもにみられる症状です。利尿薬の投与は末梢の浮腫による症状を緩和します。マッサージやスキンケアの他、リハビリスタッフと協働し姿勢の工夫などを行うことで、浮腫に伴う痛みの緩和につながる可能性があります。

◉倦怠感

　レニン・アンジオテンシン系と交感神経系の両方が活性化すると血管収縮が起こり、骨格筋の灌流が悪くなり、倦怠感が強くなるとされています。特に進行性心疾患においては、病状に合わせて負担の少ないリハビリテーションプログラムの作成が重要になります。倦怠感は

3

循環器疾患

*絵本や音楽、遊びなど、五感を刺激することで痛みなどの苦痛から気を逸らし、痛みを緩和すること。

全般的な苦痛を表す症状の一つといわれています。状況によっては、ミルリノンなどの全身性血管拡張薬を投与することで、全身の血管抵抗を低下させ、一時的な倦怠感の改善につながる可能性があります。

◉睡眠障害

　睡眠障害は全体的なQOLの低下につながるため、適切な評価が重要です。進行性の心疾患を抱えるこどもは、閉塞性無呼吸、環境要因(ICUなどの生活環境、投薬のタイミング)、呼吸困難、痛み、抑うつ、不安など、様々な理由で睡眠障害をきたす可能性があります。日中のリズムをつくり、昼夜の区別をつけることがまず大切になります。

　また、就寝前の利尿薬の投与は睡眠を妨げることにつながるため、可能であれば就寝前の4時間以内に利尿薬を投与しないように調整することが望まれます。薬物療法はメラトニンから始めることが多く、せん妄に用いる抗精神病薬などは不整脈などの副作用もあるため、循環器科医と情報を共有しながら使用について検討します。

◉呼吸困難

　進行性心疾患を抱えるこどもは、体液貯留に伴う呼吸困難をきたしやすいとされています。呼吸困難に対する薬物療法としては、少量のモルヒネの使用が効果的です。心不全の進行に伴い腎機能障害が強い場合は、フェンタニルを使うこともあります。また、顔の近くに扇風機を置き、風を当てるなどの非薬物療法も有用です（☞p.66）。

◉消化器症状、口渇

　心不全のあるこどもには、悪心、嘔吐、食欲不振、極度の口渇などの消化器症状が起こりやすいとされています。利尿薬の使用や水分制限は、消化器症状に対しても有効な選択肢になる一方で、これらの治療は口渇を誘発することがあり、特に水分制限はこどものQOLを著しく下げる可能性もあります。本人、家族とも相談した上で対応を検

討する必要があります。また、口渇に対しては酸味のあるキャンディー
や氷、凍らせた果物を口にするなどの対応が効果的な場合があります。

▶ 循環器疾患で起こりやすい症状としては、呼吸困難や倦怠感、疼痛
などがある。

▶ 進行性の心不全患者においては、良好な心不全管理が症状緩和につ
ながる大切な治療の一つである。

文献

1) Morell E, Wolfe J, Scheurer M, et al.: Patterns of care at end of life in children with advanced heart disease. Arch Pediatr Adolesc Med, 166(8): 745-8, 2012.

2) 厚生労働省：人口動態統計, 2021.

3) Moynihan KM, Heith CS, Snaman JM, et al.: Palliative care referrals in cardiac disease, Pediatrics, 147(3): e2020018580, 2021.

4) 丹羽公一郎（編著）：成人先天性心疾患．pp2-7, メジカルビュー社, 2015.

5) Steiner JM, Stout K, Soine L, et al.: Perspectives on advance care planning and palliative care among adults with congenital heart disease. Congenit Heart Dis, 14(3): 403-9, 2019.

6) Blume ED, Kirsch R, Cousino MK, et al.: Palliative care ccross the life span for children withheart disease: a scientific statement from the American Heart Association. Circ Cardiovasc Qual Outcomes, 16(2): e000114, 2023.

7) Moens K, Higginson IJ, Harding R, et al.: Are there differences in the prevalence of palliative care-related problems in people living with advanced cancer and eight non-cancer conditions? A systematic review. J Pain Symptom Manage, 48(4): 660-77, 2014.

8) Molloy MA, DeWitt ES, Morell E, et al.: Parent-reported symptoms and perceived effectiveness of treatment in children hospitalized with advanced heart disease. J Pediatr, 238: 221-7.e1, 2021.

3

循環器疾患

集中治療室（ICU）

1 | ICUにおける特徴

　集中治療室 (intensive care unit：ICU) で亡くなるこどもは、ここ数年で増加傾向にあります。先進 7 か国、21施設の入院中のこどもが亡くなる場所についての調査でも、全死亡の60%がICU死亡であったとの報告があります[1]。わが国でも同様で、成育医療研究センターの死亡患者の死亡場所別割合でも、PICUはNICUと並んで多く、PICU死亡は全体の約 3 分の 1 を占めています（**図1**）。これには、PICUに入室するこどもの背景の変化も大きく影響しています。

　かつては、ICUに入室するほとんどのケースが、それまで健康であったこどもが突然の外傷や重篤な感染症により状態が悪化し、集中治療が必要となった場合でした。しかし、予防接種の普及により、重篤な感染症、特に髄膜炎の割合は低下しています。一方で、何らかの神経障害や医療的ケアを必要としたり、慢性疾患を抱えて生活したりする

図1 | **死亡場所の推移**（成育医療研究センター）

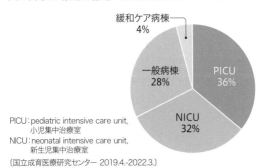

緩和ケア病棟
4%

一般病棟
28%

PICU
36%

NICU
32%

PICU：pediatric intensive care unit,
　　　小児集中治療室
NICU：neonatal intensive care unit,
　　　新生児集中治療室
〔国立成育医療研究センター 2019.4.-2022.3.〕

こどもは増加傾向にあり、ICUに入室するこどもも、こういった背景疾患がある割合が増えてきています。ある報告では、PICUに入室するこどもの半数以上が背景疾患を有しており、PICUで亡くなったこどもの7割以上に背景疾患があったとしています（**図2**）[2]。

　すぐに回復して通常の生活に戻る急性疾患のこどもたちよりも、ICU滞在期間が長期化するこどもと家族には、負担が大きい時間が長く続くことになります。そういった意味で、緩和ケアの役割も大きくなっているといえます。

　多様な背景疾患があるこどもや家族と関わる際には、疾患の軌跡を意識する必要があります（**図3**）[3]。突然の状態悪化なのか、比較的落ち着いた経過の中での悪化なのか、増悪と寛解を繰り返す中での悪化なのか、臓器障害など脆弱性の高い中での悪化なのかによっても、こどもと家族が抱える課題は異なってきます。

　また、ICUで心疾患のこどもを亡くした家族に対する調査で、「good death（望ましい最期）」と逆相関した因子として、これからについての話し合いの機会の欠如や死のタイミングに対する驚き、痛みの経験が挙がっています。つまり、まったく心の準備ができていない状況で

4

集中治療室（ICU）

図2 | PICU入院患者の疾患別割合　（　）内数値：背景疾患ありの割合

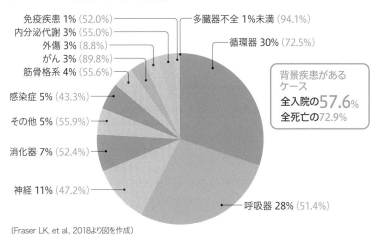

免疫疾患 1%（52.0%）
内分泌代謝 3%（55.0%）
外傷 3%（8.8%）
がん 3%（89.8%）
筋骨格系 4%（55.6%）
感染症 5%（43.3%）
その他 5%（55.9%）
消化器 7%（52.4%）
神経 11%（47.2%）
呼吸器 28%（51.4%）
多臓器不全 1%未満（94.1%）
循環器 30%（72.5%）

背景疾患がある
ケース
全入院の**57.6**%
全死亡の**72.9%**

〔Fraser LK, et al., 2018より図を作成〕

図3 | 疾患の軌跡の違い

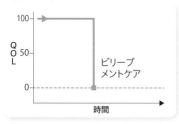

A 突然の死

（縦軸）QOL 100, 50, 0
（横軸）時間
ビリーブ
メントケア

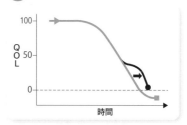

B 比較的落ち着いた経過の中での悪化

（縦軸）QOL 100, 50, 0
（横軸）時間

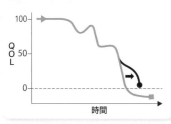

C 増悪と寛解を繰り返す中での悪化

（縦軸）QOL 100, 50, 0
（横軸）時間

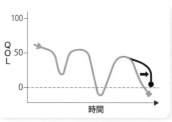

D 臓器障害など
脆弱性の高い中での悪化

（縦軸）QOL 100, 50, 0
（横軸）時間

筆者注：黒い線で示される右側への分岐は、緩和ケアによってもたらされる軌跡の変化を示す。
〔Feudtner C, 2007〕

のこどもの死や、こどもが（おそらく）苦痛を感じながら亡くなった
という経験は、家族にとってのつらさにつながる可能性を示唆してい
ます[4]。PICUにおいてもこどもの症状を丁寧に捉えて介入すること、
病状変化に合わせて家族と繰り返し話し合いを行うことが重要になり
ます。

Point

▶ICUで亡くなるこどもの数は増加傾向にある。

▶その背景には複数の疾患を抱えて生活するこどもの数の増加があり、
　ICU滞在期間が長期化する傾向がある。

▶ICUに入室したこどもや家族と関わる際には、疾患の軌跡を意識し
　ながら、病状変化に合わせた話し合いを重ねることが重要である。

2│ICUにおける症状緩和の特徴

　米国集中治療医学会（Society of Critical Care Medicine：SCCM）は、2022年に重症な小児患者に対する症状緩和についてのガイドラインを作成しています[5]。ここではその内容を参考に、症状別の評価方法および介入方法について記します。

1 痛み

　ICUに入室した多くのこどもが経過中に痛みを経験するとの報告があります[6,7]。こういった報告からも、ICU入室中のこどもは何らかの痛みがあると考えて関わるとよいでしょう。痛みが長く続くことで、免疫抑制、創傷治癒の遅延といった身体の反応や、睡眠障害、痛覚過敏、無力感といった心の問題を引き起こすとされています[8-10]。言葉で痛みを訴えることができるこどもについては、NRSやフェイス・スケール（☞p.26）などを用いて評価するとよいでしょう。その際、後述するようにICU入室時のこどもは高率にせん妄をきたすこともあり、こどもの訴えがせん妄によるものではなく本当に伝えたいことなのかを評価することが必要な場合もあります。家族の声はこどもを評価する上では大切です。一方でICUにこどもが入室した場合、家族にとっても心理的な負担が大きくなります。家族の声を聞くときも、言葉をそのまま捉えるのではなく、その背景にある状況も併せて評価するとよいでしょう。

　また、ICU入室中のこどもは、呼吸サポートが必要なケースが多く、鎮静薬が投与されていることも少なくありません。その場合の痛みの評価には、FLACC（☞p.27）などの客観的に評価できるスケールを用いて評価を行うとよいでしょう。成育医療研究センターでは、バイタルサインの測定時にFLACCも評価し、痛みに対して常に評価できるように工夫をしています。

2 せん妄

ICUにおいては、せん妄が高率に起こるとされており、ICUに入室したこどもの80%にせん妄症状があったとの報告もあります[11]。ICUに入室する全ての重症な小児患者でせん妄が起こる可能性があると考えておくとよいでしょう。せん妄は、こども自身にとっても非常につらい体験である[12]とされていますので、早期に見つけて対応することが重要になります。

せん妄の準備因子（個人のせん妄への脆弱性）と促進因子（有害な外的要因）を**図4**に示します[5, 13]。低年齢や発達遅滞のあるこどももせん妄を起こしやすいとされていますが、こういったこどものせん妄の評価はとても難しいことも事実です。乳幼児のせん妄は、普段と違う行動、治療を開始する前からの変化、過敏性や無気力の悪化といった表現型を呈するとされていますが、普段のこどもの状況を知っていないと判断が難しくなります。病棟から転棟してきた場合は、以前に療養していた病棟のスタッフや関係性の長い医療スタッフ、家族と一緒に評価するとよいでしょう。スクリーニングツールとしてはCAPD[14]（**表1**）[15]やpsCAM-ICU[16]（**図5**）[17]/pCAM-ICU（**図6**）[18]などがあります。ACCMのガイドラインでは、重症小児患者は入院からICU退出まで、有効なツールを用いてせん妄のスクリーニングをルーチンに行うことを強く推奨するとしています。

ICUの環境は、様々なスタッフが入れ代わり立ち代わり関わること

図4 | PICUにおけるせん妄

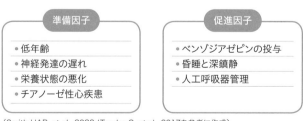

準備因子	促進因子
・低年齢 ・神経発達の遅れ ・栄養状態の悪化 ・チアノーゼ性心疾患	・ベンゾジアゼピンの投与 ・昏睡と深鎮静 ・人工呼吸器管理

（Smith HAB, et al., 2022 / Traube C, et al., 2017を参考に作成）

表1｜Cornell Assessment of Pediatric Delirium（CAPD）
2歳以下のせん妄評価に有用

1度もない〜いつも (4〜0)

世話してくれる人とアイコンタクトできますか？	☐
目的のある行動をしますか？	☐
周囲の状況に関心がありますか？	☐
要求と欲求を伝えていますか？	☐

いつも〜1度もない (4〜0)

落ち着きがないですか？	☐
慰められないですか？	☐
活動性が低下していませんか？ 起きている間動きが少なくなっていませんか？	☐
関わりに反応するのに時間がかかりますか？	☐

9点以上でせん妄あり

〔Traube C, et al., 2014より著者の許可を得て逆翻訳法を使用し翻訳.
翻訳と評価：星野晴彦，松石雄次朗，下條威武，榎本有希，城戸崇裕，井上貴昭　筑波大学医学医療系救急・集中治療医学分野，2021〕

が多い場所です。せん妄症状が強く出ている際には、訪室者を制限し、慣れ親しんだ医療スタッフで対応するなどの工夫が有効な場合があります。

　また、普段から両親や家族が一緒にいられるような工夫をしたり、可能であればケアに参加してもらうことで、こどもにとって安心な環境をつくることができます。さらに、こどもにとって心地よいものや時計など、時間や場所がわかるものを周りに置いておくことで、見当識を保つことにつながります。昼夜の区別がつきにくいPICUですが、騒音や光、刺激を最小限に抑えることで睡眠環境の最適化を図ることができる可能性があります。また苦痛症状が強い状態はせん妄を悪化させるリスクになるので、症状緩和策の強化や可逆性の病態の是正も、とても重要なせん妄対策になります。

4
集中治療室（ICU）

Point
▶痛みやせん妄はICUのこどもに高率に起こる症状であり、入室時から連続した評価と適切な介入が求められる。

図5｜PreSchool CAM-ICU (psCAM-ICU) せん妄=1+2+ (3 or 4)*
6か月から5歳までのせん妄評価に有用

症候1 精神状態変化の急性変動または変動性の経過

❶ 精神状態がその人の基準から急に変化しているか？ (Yes or No)

❷ 精神状態が24時間以内に変動したか？ (Yes or No)

　症候1でどちらかの質問がYesであるならば➡症候2へ

No → せん妄なし　評価終了

Yes

症候2 注意力欠如

患者にそれぞれの絵を見るように口頭で促しながら、
顔の前から一方へゆっくり動かす。
そして次の絵に切り替え繰り返し反対側に動かす (10枚)。

❶ 患者は3回以上のエラーをしましたか？
　（エラー ＝目を開けているがカードが目に入らない）

❷ あなたの絵による評価の大部分において、患者は目を開けているのが困難でしたか？
　（患者は評価している間、少なくとも評価の半分の時間は目を開けている必要がある。たとえ8枚上の絵に注意を向けたとしても、目を開けているように声掛けが絶えず必要ならば、注意力欠如とみなす）

　➡症候2でどちらかの質問がYesであるならば➡症候3へ進む

No → せん妄なし　評価終了

Yes

症候3 意識レベルの変化

❶ 現在、患者は意識レベルの変化があるか？
　（覚醒していない、穏やかでない）

　➡当てはまるならば終了➡せん妄あり

　➡当てはまらないならば症候3はない➡症候4へ進む

Yes → せん妄あり

No

症候4 混乱した脳

❶ 患者は睡眠覚醒サイクル障害があるか？
　（以下のいずれか一つでも当てはまるか）

　☐日中のほとんどで眠っている。　☐入眠するのが困難である。

　☐刺激しても容易に起きない。　☐夜は少しの時間しか眠らない。

　➡当てはまるならば➡せん妄あり

Yes → せん妄あり

No → せん妄なし

©Vanderbilt University permitted by Heidi AB Smith.

※筆者注：症候1と2、かつ3と4のいずれかが認められれば、せん妄ありと判断する。

〔原作者のHeidi AB Smithの許可を得て逆翻訳法を使用し翻訳.
翻訳：松石雄二朗，星野晴彦，下條信威，榎本有希，城戸崇裕，井上貴昭
筑波大学医学医療系 救急集中治療医学分野〕

図6│日本語版pCAM-ICU　5歳以上の小児のせん妄評価に有用

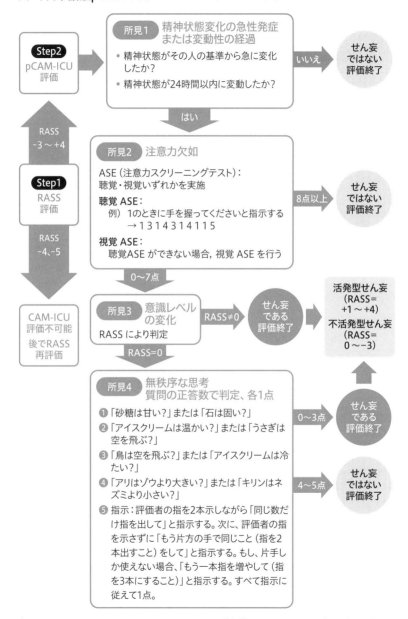

(http://www.icudelirium.org/docs/Pediatric_CAM.pdf, 古賀雄二 ICUにおけるせん妄の評価―日本語版 CAM-ICU ―.
看護技術, 55 (1)：30-3, 2009を基に作成. pCAM-ICU作成者であるDr. Heidi A. B. Smithの助言のもと作成し, 出版許可を得た)

治療限界の判断と方針の決定

　ICUにおける意思決定においては、時々刻々と変化する病状の中で状況を共有し、話し合いを進めていく難しさがあります。現在行っている集中治療にどの程度効果が期待できるのか、これから行う可能性のある治療にどの程度奏功する可能性があるのか、医療チーム内でも意見が分かれることがあります。その際は医学的事実を主眼に置いて、それぞれが捉えている事実を共有する必要があります。

　成人においては『救急・集中治療における終末期医療に関するガイドライン～3学会からの提言～』の中で、救急・集中治療における終末期とは、「集中治療室等で治療されている急性重症患者に対し適切な治療を尽くしても救命の見込みがないと判断される時期である」とし、具体的な例として以下の4つの場合を示しています[19]。

- 不可逆的な全脳機能不全（脳死診断後や脳血流停止の確認後などを含む）であると十分な時間をかけて診断された場合
- 生命が人工的な装置に依存し、生命維持に必須な複数の臓器が不可逆的機能不全となり、移植などの代替手段もない場合
- その時点で行われている治療に加えて、さらに行うべき治療方法がなく、現状の治療を継続しても近いうちに死亡することが予測される場合
- 回復不可能な疾病の末期、例えば悪性腫瘍の末期であることが積極的治療の開始後に判明した場合

　一方、小児においては、『重篤な疾患を持つ子どもの医療をめぐる話し合いのガイドライン』の基本方針の中に、「子どもの終末期を具体的に定義したり、また、生命維持に必要な治療の差し控えや中止の基準は定めず、ガイドラインに当てはめる事で、何らかの回答を導き出せるものとはしないこと」として、終末期を明示していません[20]。そ

ういった中で治療限界をどこに置くかは、医学的事実を踏まえて多職種で検討する必要があります。

　ただ現実的には、「侵襲の高い１％の成功率が見込まれる治療を行うか否か」「効果が証明されていないが選択しうる治療を行うか否か」「今行っている集中治療を継続するか否か」など、難しい判断に迫られます。その際に参考になる考え方について、以下に２つ示します。

■1 provisional intensive care

　ある一定期間を決めて積極的治療を開始し、一定期間をおいて評価する方法で、time limited trialといわれることもあります。治療が患者の状態の改善に寄与するか、有益性と負担を一定期間の中で評価し考量を行います。成育医療研究センターでも、関連する診療科で治療方針を検討する際に１週間程度の間をあけてカンファレンスを繰り返すことで、その間の状態を評価し、これからの方針を検討しています。

■2 医学的無益性

　臨床倫理学では、「医学的無益性」について以下の５つに整理されています[21]。
- 生理学的無益性：治療がもたらす生理学的効果に基づく
- 質的無益性：QOLの向上など全身的利益の有無に基づく
- 量的無益性：治療が奏功する可能性の統計的予測に基づく
- 差し迫った死による無益性：生命予後の診断に基づく
- 経済的無益性：費用対効果に基づく

　多職種での意見が食い違うとき、話している主眼が異なる場合があります。医学的無益性のどのポイントについて話しているのかを整理することで、議論を整理することができるかもしれません。

家族との対話

　ICUで家族と関わる際には、特有の難しさがあります。その際には、

4
集中治療室（ＩＣＵ）

前述したように疾患の軌跡の違い（**図3** ☞p.180）を意識することが重要です。突然の状態悪化なのか、比較的落ち着いた経過の中での悪化なのか、増悪と寛解を繰り返す中での悪化なのか、臓器障害など脆弱性の高い中での悪化なのか[3]によっても、こどもと家族が抱える課題は異なってきます。こどもと家族の立場に立って、捉えている今を意識して関わることが重要です。

例えば、事故や急性脳症など急な状態の悪化で集中治療を受けることとなったこどもと、その家族に関わる場面を考えてみてください。家族からみると、さっきまで元気だった子が急に集中治療室で様々な管につながれて意識がなくなっている状況は、現実のものとして捉えることが難しいでしょう。一方、医療者は元気だったころのこどものことを知りません。そこに大きなギャップが生じます。そういった中で、いかに「こどもを主語」に関わるかが課題となります。

また、集中治療下においては、今行っている治療がこどもと家族にとって利益が少ないと医療チームが考える状況にあっても、家族が治療の継続を望む場合が少なくありません。

そういった場合、まずは家族の病状理解を確認することが重要です。先述したとおり、意思決定を行う際には、情報を収集して、集めた情報に対して自分の価値観に基づいて意味づけをして、それを踏まえて意思決定をするという思考のプロセスをたどります（☞p.128）。その際、病状理解がずれていると意味づけをする内容が変わってきます。こども・家族が病状をどのように捉えて、今後の見通しも含めてどのように理解しているかを探索することから始めることが重要になります。家族の言葉で今捉えているこどもの状況について話してもらうことで、家族の理解を捉えることができます。

さらに、生命維持が困難な状況で、家族が医療者に「可能な限りの治療をしてほしい」と訴える背景には、こどもを大切に思う家族の感情があることも少なくありません。こどもの状況を丁寧に伝え、尊厳と快適さを保証することで、家族と状況を共有することにつながる可

能性があります。

「嫌なことは何か」を尋ねる

　こどもを主語に関わるために、私が臨床で心がけていることがあります。それは、その子にとって好きなことを尋ねるだけでなく、その子にとって嫌なことは何なのかを尋ねてみることです。これまでのその子の医療を受けた経験の中で嫌だったことを共有し、どのような状況下にあってもその子が嫌なことを回避できるように関わりを持つことで、こどもが少しでも穏やかに過ごすことを支えられるかもしれません。例えば、血を見ることが嫌いな子であれば、採血や処置の際にこどもの視線から血が見えないように配慮することができます。たとえ意識がない状況下にあっても、そういった配慮によって、こどもと家族が穏やかに過ごすことを支えられるかもしれないと考えています。

こどもと家族を主語に関わる

　ある急性脳症のこどもの家族との話です。その子は急性脳症で集中治療を受けましたが、残念ながら、いのちを落としてしまいました。お子さんが亡くなった後、家族から連絡がありお話しをする機会をいただきました。その中で、家族からこんな言葉を聞きました。

　「先生、この子が亡くなる何日か前に頭を洗わせてもらったことがあったんです。そのとき私は、なんてばかばかしいことをしているんだと思いながら、頭を洗っていたんです」

　ICUのスタッフは、救命が難しい状況の中で、少しでも家族がこどもと関われるように配慮して、洗髪の提案をしたのだと思います。しかし、まだ治癒を望んでいた家族には、医療者の意図は伝わっていなかったのです。

　「私はあのとき、まだこの子が治ると信じていました。なのに、どうしてこういうことをしているんだろうって」

4

集中治療室（ICU）

医療者はたくさんの死に接する中で、こどもと家族にとって少しで
も、よい最期の時間を過ごしてほしいという想いが強くなりがちです。
しかし、家族が捉える「今」の認識を間違うと、よかれと思って行っ
た関わりがかえって負担になることもあります。こどもと家族を支え
るために、こどもと家族を主語に考えて関わることを大切にする必要
があることを改めて感じさせられました。

▶ICUにおける意思決定支援においては、医学的事実を踏まえて治療
　方針について多職種で検討する必要がある。

▶家族と関わる際には、疾患の軌跡を意識しながら、こどもと家族が
　抱える課題を踏まえて関わる。

▶家族の希望と医療チームの方針にずれがある場合は、まず家族の病
　状理解を確認する。

文献

1) Nicoll J, Dryden-Palmer K, Frndova H, et al.: Death and dying in hospitalized pediatric patients: a prospective multicenter, multinational study. J Palliat Med, 25(2): 227-33, 2022.

2) Fraser LK, Parslow R: Children with life-limiting conditions in paediatric intensive care units: a national cohort, data linkage study. Arch Dis Child, 103(6): 540-7, 2018.

3) Feudtner C: Collaborative communication in pediatric palliative care: a foundation for problem-solving and decision-making. Pediatr Clin North Am, 54(5): 583-607, 2007.

4) Moynihan KM, Ziniel S, Johnston E, et al.: A "good death" for children with cardiac disease. Pediatr Cardiol, 43(4): 744-55, 2022.

5) Smith HAB, Besunder JB, Betters KA, et al.: 2022 Society of critical care medicine clinical practice guidelines on prevention and management of pain, agitation, neuromuscular blockade, and delirium in critically ill pediatric patients with consideration of the ICU environment and early mobility. Pediatr Crit Care Med, 23(2): e74-e110, 2022.

6) Kozlowski LJ, Kost-Byerly S, Colantuoni E, et al.: Pain prevalence, intensity, assessment and management in a hospitalized pediatric population. Pain Manag Nurs, 15(1): 22-35, 2014.

7) Groenewald CB, Rabbitts JA, Schroeder DR, et al.: Prevalence of moderate-severe pain in hospitalized children. Paediatr Anaesth, 22(7): 661-8, 2012.

8) Aitken LM, Elliott R, Mitchell M, et al.: Sleep assessment by patients and nurses in the intensive care: an exploratory descriptive study. Aust Crit Care, 30(2): 59-66, 2017.

9) American Academy of Pediatrics. Committee on Psychosocial Aspects of Child and Family Health; Task Force on Pain in Infants, Children, and Adolescents: The assessment and management of acute pain in infants, children, and adolescents. Pediatrics, 108(3):793-7, 2001.

10) Hermann C, Hohmeister J, Demirakça S, et al.: Long-term alteration of pain sensitivity in school-aged children with early pain experiences. Pain, 25(3): 278-85, 2006.

11) Traube C, Silver G, Gerber LM et al.: Delirium and mortality in criticallyIll children: epidemiology and outcomes of pediatric delirium. Crit Care Med, 45(5): 891-8, 2017.

12) Breitbart W, Tremblay A, Gibson C.: An open trial of olanzapine for the treatment of delirium in hospitalized cancer patients. Psychosomatics, 43(3): 175-82, 2002.

13) Traube C, Silver G, Gerber LM, et al.,: Delirium and mortality in critically ill children: epidemiology and outcomes of pediatric delirium. Crit Care Med, 45(5): 891-8, 2017.

14) Traube C, Silver G, Kearney J, et al.: Cornell assessment of pediatric delirium: a valid, rapid, observational tool for screening delirium in the PICU. Crit Care Med, 42(3): 656-63, 2014.

15) 星野晴彦, 松石雄二朗, 下條信威, 他：Cornell Assessment of Pediatric Delirium (CAPD)日本語版, 筑波大学医学医療系 救急集中治療医学分野, 2021.

16) Vanderbilt University medical center: pediatric care; psCAM-ICU. http://www. icudelirium.org/pediatric.html（2024年3月アクセス）

17) 松石雄二朗, 星野晴彦, 下條信威, 他：PsCAM-ICU日本語版, 筑波大学医学医療系 救急集中治療医学分野, 2021.
https://www.md.tsukuba.ac.jp/clinical-med/e-ccm/_src/320/PsCAM-ICU_Japanese.pdf（2024年3月アクセス）

18) 古賀雄二, 鶴田良介, 山勢博彰（著）: 小児重症患者のせん妄評価法：日本語版pCAM-ICU. 日本クリティカルケア看護学会誌, 7(1): 45-51, 2011.

19) 日本救急医学会, 日本集中治療医学会, 日本循環器学会：救急・集中治療における終末期医療に関するガイドライン〜3学会からの提言〜. pp.1-2, 2014.

20) 日本小児科学会：重篤な疾患を持つ子どもの医療をめぐる話し合いのガイドライン. p.2, 2012.

21) 森禎徳：医学的無益性と障害新生児. 生命倫理, 26(1), 81-9, 2016.

4

集中治療室（ICU）

周産期・新生児

　新生児医療の進歩に伴い、わが国は世界で最も新生児・乳児死亡率の低い国になっています。また、0歳の死亡原因で最も多い先天奇形・染色体異常の死亡数は2005年に1,024人だったものが、2022年には485人と半減しています[1]。さらに、胎児診断の精度が上がったことで、妊娠中、出産時、小児期に死亡する可能性のある先天性疾患や先天奇形の多くが胎児期に診断されるようになってきました。周産期・新生児の緩和ケアを考えるに当たっては、胎児期から連続した支援が重要であると考えられます。

1 | 周産期緩和ケアとは

　2001年にHoeldkeらが周産期緩和ケアという概念を提唱[2]し、欧米では胎児期から生命を脅かす可能性のある疾患を持つこどもと家族に対して学際的な支援を届ける体制が整備されてきました。最近の報告では、米国の小児緩和ケアチームの87%が、胎児期から介入を実践しています[3]。

　2019年、米国産婦人科学会は周産期緩和ケアの必要性について勧告を出し、乳幼児期に生命を脅かすと考えられる状態にある新生児に対して、QOLと快適さを最大限に高めることに焦点を当てた、産科から新生児期にわたる連続的なケア戦略が提唱されました。ここでいう「生命を脅かす」には、致死的な胎児疾患だけでなく、有効な治療法がなく出生後長期生存が望めない疾患や状態も含まれます。周産期緩和ケアの目標は、こどもの看取りの支援ではなく、最期まで生きることを支援し、こどもと家族のQOLを最適化することにあります。

　妊娠中は、ただ生まれてくるこどもが亡くなることに備えるだけで
なく、こどもと家族の人生に焦点を当てたケアを積極的に行っていき
ます。こどもとの絆を感じることは、診断に伴う最初の衝撃が落ち着
いた時期には非常に重要なものとなります。超音波検査は親子関係に
おいて貴重な瞬間であるため、希望する場合は他の家族の同席を促し、
評価においては病気だけに焦点を当てるのではなく、胎児のよい面も
伝えることが重要です。具体的な情報（妊娠中の日記、画像、超音波
検査のビデオ記録、胎児の心拍の記録）は、妊娠中や死別の過程で家
族の支えにつながる可能性があるので、希望を聞いて家族にお渡しで
きるとよいでしょう。

　出生時に看取りになる可能性がある場合は、それを見据えたケアプ
ランを立てる必要があります。新生児の蘇生だけでなく、鎮痛その他
の症状への対応についても併せて検討を行います。

　生まれてきたこどもが1時間以上生存する可能性があると予想され
る場合には、ケアプランには両親と一緒にどのように過ごすかなども
含めます。予後が不確かな場合は、起こりえるシナリオごとに異なる
計画を立てておくことが重要です（parallel care planning：**図1**）[4]。

　出産時には、家族がこどもをどのように迎え、どのようにお別れを

5

周産期・新生児

図1 | Parallel care planning

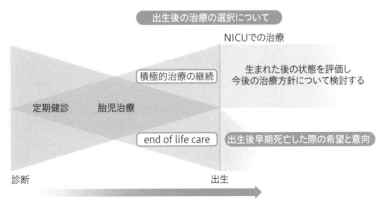

〔Hawley PH, 2014の考えかたをもとに図を作成〕

するかを計画することができるようにします。親族や友人の立ち会い、写真やビデオの撮影、こどもの手型足型の作成、沐浴や着衣、両親の好みに合わせた音楽や照明の設定などを計画することもあります。

▶ 周産期緩和ケアとは、胎児期から始まる連続したケアである。

▶ 周産期緩和ケアの目標は、最期まで生きることを支援し、こどもと家族のQOLを最適化することである。

▶ 妊娠中から出産後を通し、こどもと家族の人生に焦点を当ててケアプランを検討する。

2│周産期緩和ケア特有の課題

周産期緩和ケアには特有の課題があります[5]。こどもが生まれるとわかったとき、両親は希望とこれから生まれてくる生命への期待に満ちあふれています。しかし、生まれてくるこどもの健康状態に問題があるとわかった場合、その家族への負担は計り知れず、悲しみや喪失感はこの時点から始まります。

胎児期からの緩和ケアの大きな課題は、診断の不確実性にあります。根本的な診断がはっきりしないことや、診断がついていても病状の詳細は生まれてみないとわからない場合も少なくありません。先述したとおり、意思決定を行う際には、情報を収集して、集めた情報に対して自分の価値観に基づいて意味づけをして、それを踏まえて意思決定をする過程をたどります（☞p.128）。しかし、集める情報が不確実であれば、意味づけをして意思決定していくことが難しくなります。

一方で、週数を重ねていく中で、幾分か情報の精度が上がってきます。同時に両親をはじめとした家族も、何度も今後のことについて考えることになります。その過程の中で、まだ見ぬ胎児とのこれからを考え、価値観が形成されていくように感じます。ただし、胎児期の診断の精度には限界があり、出生後の診断や予後が出生前の予測と大き

く異なる場合も少なくありません。そういった場合、出生後の治療法について家族と医療者の間で再度話し合いが必要になることも想定しておく必要があります。

　また、胎児期に重篤な疾患と診断された場合は、まだ生まれていないこどもが対象となるため、家族にとってもまだこどもの姿が十分イメージできていない中でケアを計画する難しさがあります。出生後も、ケア自体が慌ただしい集中治療環境下で行われることが多いため、こどもの状態や予後が突然変化し、家族がその変化に対応するための計画を立てる時間があまりありません。

　家族がこどもと過ごす時間は非常に短く、それを逃すと永遠になくなってしまうため、周産期緩和ケアの重要な目的の一つは、この貴重な時間をどのように過ごすかについて、こどもと家族ができるだけ大切にしたいことをかなえられるように支援することにあります。また多胎妊娠の場合、母親は、生命を脅かす疾患のないこどもと共に、病気を抱えるこどもの世話をしなければならなくなります。こういった状況を捉えて支援する必要があります。さらに、母親自身にも、子癇前症など健康上の問題がある場合もあります。

　こういった状況下で生じる葛藤はなかなか他の人と共有することが難しく、両親は孤独感を感じやすくなります。普段から親しくしている人たちにも何が起こったのか理解されないことが、さらに孤立感を高めていきます。

　さらに他の家族、特に祖父母は、こどもや家族をサポートする上で重要な役割を果たすことが多い一方で、両親の想いとの間にずれが生じ、両親と緊張関係にある場合も少なくありません。このような複雑な課題を認識しながら、支援を行っていく必要があります。

 ▶胎児期からの緩和ケア特有の課題として、診断の不確実性に加え、胎児期からケアを計画する難しさ、限られた時間の中で支援を行う必要があることなどが挙げられる。

5

周産期・新生児

3│胎児期からの緩和ケアの実践

parallel care planningの考えかたに沿った話し合いと治療方針の決定

　胎児期からの緩和ケアで大切なことは、集中治療の中でも家族がより家庭的な環境でこどもと一緒に時間を過ごし、絆を深めることを支援することにあります。

　以下に、実践において大切にしたいことを挙げていきます。

１ 事前に準備し、迅速に対応する

　生命を脅かす可能性のある疾患を持つこどもは、病状が不安定で急に状態が悪化し死亡してしまう可能性があり、これは胎児期も同様です。こういった状況下においては、状態がよい場合だけでなく状態が悪くなった場合についても、あらかじめ話し合っておくことが重要になります。前述したparallel care planning[4]の考えかたは、状態がよい場合と悪い場合の両方を想定し、並行する（parallel）ケアプランを立てておくために有用です。状態が悪くなった場合の話は、侵襲性が高いため家族の準備状況に合わせて進めることが大切になります。

　しかし一方で、こういったこどもはいのちの時間が非常に限られていることも少なくないため、両親や他の家族との話し合いにおいては、できる限りタイムリーに情報共有を行っていく必要があります。そのために、医療チーム内で見通しについて議論をし、出生後早期に死亡する可能性が高いと判断される場合は、それに備えてどのように支援するかを共有しておくことが重要です。

２ 最善の利益と治療方針を決定する

　生命を脅かす可能性のある疾患を持つこどもの治療方針を決定していくことは、容易ではありません。治癒が難しい状況においては、ま

ず選択しうる治療法がないのかを関連する診療科を交えて検討することが重要です。医療行為を追加することは益にも害にもなる可能性があるため、状況が難しい中で治療を追加する場合には、その治療の目的が何なのか、何をかなえるための治療なのかを明確にしておく必要があります。例えば、呼吸サポートのデバイスの導入は、時に延命と認識されがちですが、症状緩和につながる場合もあります。

　緩和ケアの実践に際しては、家族と共に目指したい目標を設定し、こどもの状態やニーズの変化に応じて治療方針を決定し、調整する必要があります。

　また、治療法の決定は全て、出生後のこどもの最善の利益のために行うという軸がぶれないように注意しましょう。関連する医療スタッフと家族で、こどもにとって最良の選択肢は何か、こどもを主語にして、考えていく必要があります。

家族との話し合い──SPIKESに沿った6つのステップ

　胎児期からの緩和ケアを実践する際にも、家族と医療者間で病状認識を共有し、今後の治療方針を検討するための話し合いは重要です。家族の状況は一様ではなく、受け止めかたも様々です。家族の想いを丁寧に聴きながら、今後の治療方針の決定と調整を進めていく必要があります。

　以下に、家族との話し合いに有用なコミュニケーションスキルである、SPIKES[6,7]を用いた話し合いのステップを紹介します。

◉STEP1：面接の設定
Setting up the interview

　できるだけ落ち着いて、安心して話せる場所を準備しましょう。家族が安心して話せるために必要な参加者は誰かを確認し、出席できるようにしましょう。また、話し合いの内容について、可能であれば事前に伝えておきましょう。

◉STEP2：両親・家族の認識の確認
Assessing the patient's **P**erception

　両親がどの程度こどもの病状を理解しているのか、特に状態がどの程度深刻で、将来にどの程度の影響を及ぼすと考えているのかについて確認しましょう。以下のような問いかけが参考になります。

　「赤ちゃんの状態についてどのように理解されているかを知りたいので、○○さんの言葉で今の赤ちゃんの状況についてお話しいただけますか？」

◉STEP3：両親・家族の準備状態の確認
Obtaining the patient's **I**nvitation

　両親・家族がどの程度情報を知りたいと思っているかを、確認しましょう。準備状況が整っていない場合は、有効な話し合いにつながらない可能性があります。まずは両親が何を望んでいるかを知り、もし今の段階では詳細を知りたくないとの希望がある場合には、改めて別の機会を設定することも選択肢になります。

　「私たちも赤ちゃんが無事に生まれてきてくれて、治療につながっていくことを願っています。その際もできるだけ赤ちゃんが穏やかに過ごせるように、医療チームや両親と一緒に苦痛症状を和らげる方法について考えていきます。ただ、赤ちゃんの状態は生まれてみないとわからないことも多いです。赤ちゃんの今の状況は、出生後すぐの段階での処置で反応がなく、残された時間が限られてしまうことも考えられる状況です。そのような状況になったときのことを考えたことはありますか？」

　「考えるのはつらいことなので無理にお考えにならなくてもよいと思いますが、もし考えることができるのであれば、そのときにお子さんと一緒にどのように過ごしたいか、意向や想いをお話しいただければと思います」

◉STEP4：両親・家族に情報を伝える
Giving **K**nowledge and information to the patient

　両親の反応を確認しながら、情報をできるだけ短くわかりやすく話し、その意味を伝えます。情報を小分けにして、重要なメッセージに焦点を当てるようにすると伝わりやすくなります。対話の合間に以下のような問いをはさみながら、両親の理解を確認するとよいでしょう。
　「ここまでは理解できましたか？」

◉STEP5：共感的な対応で感情に対処する
Addressing **E**motions with empathic responses

　難しい話を聞いた後の両親の反応は、沈黙、苦痛、否定、怒りなど様々です。特に最初の反応は怒りや絶望などの強い感情であることが多く、そのことについて医療者は事前に心積もりをしておくとよいでしょう。共感的な反応をすることで、両親が表出している想いについてこちらが理解していることを伝えられます。相手が強い感情を抱いているときは、それ以上話を続けることは困難な場合もあるので、その場合は沈黙を続けることが適切なこともあります。
　「この結果が違っていたら…どんなによかったかと思います」
　「この知らせを聞いて、どれほどつらい思いをされたか想像もつきません」
　その上で、少し感情が落ち着いたら、大切にしたいことを尋ねていきます。

◉STEP6：戦略とまとめ
Strategy and **S**ummary

　話し合った内容や今後の方針について、最後に簡単にまとめます。混乱した中での両親の理解を再確認し、言葉にして伝えます。その際、家族が心配していることを否定したり、安易に「大丈夫ですよ」と言ったりしないことも重要です。

5

周産期・新生児

胎児期からの緩和ケアの取り組み

　成育医療研究センターでは、胎児診療科、新生児科と協働し、**表1**に挙げるような基準をつくり、新生児科医師が胎児面談で「生存退院できない可能性」について現実味を持って話す必要のある患者（＝両親）に対して、胎児期から緩和ケアの介入を行う取り組みを実践しています。具体的には、胎児診療科と緩和ケア科で毎週の定期カンファレンスを行い、症例を紹介してもらい、新生児科の胎児面談の後で緩和ケア医もprenatal visitを行います。その後、関係者で再度情報共有を行い、ケアプランを胎児診療科、新生児科、助産師と共有しています。

　胎児面談で実践している内容について、以下に紹介します。

1 病状理解の確認

　医療者から説明を受けた現在の病状、出生後の具体的な治療方針に

表1｜胎児緩和ケアの介入基準（成育医療研究センター）

> ### 胎児期に「生命予後が決して良くはない」と予見される患者
> 新生児科からのprenatal visitで「生存退院できない可能性」について現実味を持って話す必要のある患者を対象とする
>
> 【例】
> - 染色体異常・代謝疾患
>   - 13トリソミー、18トリソミー
>   - 骨形成不全症2型・3型
> - 生命予後が悪く、新生児死亡の可能性がある重篤な先天性心疾患
> - 重症肺低形成をきたす疾患
>   - 両側腎無形成、Potterシークエンス
>   - タナトフォリック骨異形成症などの重症骨異形成症
>   - 先天性横隔膜ヘルニアの重症例
>   - 胎児水腫の重症例
> - 無頭蓋症など重度神経疾患

ついて、両親自身の言葉で話してもらいます。両親の言葉で話しても
らうことにより、医療者の認識とのちょっとしたニュアンスの違いに
気付くことができます。必要に応じて再度新生児科の医師や専門家か
らの説明を依頼します。

② 大切にしたいことについて尋ねる

　妊娠期から出産後まで、両親が大切にしたいことについて伺います。
そのとき、「どうしてそれが大切なのですか？」とその理由を聞くこと
で、背景にある価値観を尋ねるようにしています。例えば妊娠中、両
親が好きな音楽をたくさん聞かせていたなど、妊娠中の胎児との関わ
りを伺うことで、今回の妊娠に対する両親のイメージや大切にしたい
ことを知ることができます。

　出生後すぐに亡くなる可能性があるケースについては、準備状況を
確認した上で、出生後に状態が悪化した場合に大切にしたいことにつ
いても併せて尋ねるようにしています。

③ 心理社会的な課題への対応

　祖父母など他の家族の受け止めやきょうだいの病状理解と説明、気
がかりについて探索し、必要に応じてMSWやチャイルド・ライフ・
スペシャリストと情報共有し、介入を依頼します。

④ 症状緩和策についての説明

　出生後の状況にかかわらずこどもが穏やかに過ごせるように、医療
チームや両親と一緒に苦痛症状を評価し、緩和できるよう支援するこ
とを伝えています。想定される症状があれば、事前に介入方法も併せ
て説明することもあります。実際、2018年4月から2023年3月まで
の間に胎児期から介入を行った33人のうち、48時間以内に亡くなっ
た14人のうちの半数の患者に、出生後症状緩和のためのオピオイド
の使用が行われていました。

5

周産期・新生児

胎児期から連続して関わることで、出生後すぐに亡くなるケースも含めた支援につながり、また出生後早期の症状緩和にもつながる可能性があります。

▶ 胎児期からの緩和ケアにおいては、parallel care planningの考えかたに沿った話し合いが大切である。

▶ 治療方針決定に向けた家族との話し合いは、家族の病状認識や想いを確認しつつ進める。

4│新生児期の緩和ケアの実践

出生後、新生児期の治療方針についても、様々な葛藤が生じます。新生児期特有の意思決定が難しい場面を**表2**[8)] に記します。

こういった状況においては、いくつかの不確実性が存在します[8)]。

❶ 診断の不確実性

何らかの遺伝子異常がある可能性を考えるようなケースでも、診断がすぐにつかないことがよくあります。診断がつかないことで長期的な見通しが立たず、治療方針について検討する際に葛藤が生じます。

表2│意思決定が難しい場面

重篤な状態で出生した児 （羊水過少を伴う重度の腎疾患、重度の先天性心疾患）
生存限界で出生した児
生存のために生命維持治療を継続する必要があり、かつ重度のQOLの障害のリスクが高い状態（重度の低酸素性虚血性脳症など）
治療経過の中で児が「耐えられない苦しみ」を経験する可能性がある状態（広範囲の腸壊死を伴う重度の壊死性腸炎）

〔Limacher R, et al.,2023をもとに表を作成〕

❷短期予後の不確実性

　肺炎などの感染症に伴う治療や、肺高血圧症への対応など、今行っている治療を続けることで改善が期待できるのかどうかの判断が難しい場合も少なくありません。

❸長期予後の不確実性

　不安定な経過の中で、長期的にどうなっていくのか、判断に悩むケースも多いです。新生児期は大きな環境の変化が起こりやすい時期です。また成長・発達する要素なども加わり、長期的な見通しが立てにくく治療方針についての葛藤が生じやすくなります。

　こういった状況下での家族との話し合いにおいても、家族の病状認識を確認し、大切にしたいことを尋ね、方針について検討するステップが重要になります。

　病状認識については、先述したとおり家族の言葉で話してもらうことで病状理解を確認します。「これから先どうなっていくと思いますか？　その際の気がかりはありますか？」と問いかけることで、今の病状だけでなく今後の見通しについて家族がどのように捉えているかを知ることができます。医療チームとの間にギャップがある場合、準備状況を確認しながら、そのギャップを埋めていくことが大切です。

　大切にしたいことを聴いていく際には、「ものがたり」を紐解くことが重要になります。ものがたりには胎児期からのこどもとの関わりについても併せて尋ねてみると、家族のものがたりを横軸で捉えることができ、その中での変化や葛藤を窺うことができます。

▶ 新生児期からの緩和ケアには、特有の意思決定支援の難しさがある。

▶ 背景には診断や予後の不確実性があるため、家族の病状認識と大切にしたいことを確認しながら、今後の方針を検討する。

▶ 胎児期からのこどもとの関わりを含めた家族の「ものがたり」を紐解くことで、家族が大切にしたいことや葛藤を窺うことができる。

　新生児の症状緩和を考える際には、その症状をどのように評価するかが重要になります。新生児の苦痛症状は表情に出やすいともいわれています。こどもの表情や行動から苦痛症状を捉えて関わることが重要です。以下に症状緩和策について、いくつかの例を挙げて解説します。

ケースから考える

心不全に伴う呼吸困難への対応

👤 6か月　女児　18トリソミー　体重2.3kg

　ユミちゃんは、心室中隔欠損症、肺動脈弁狭窄、動脈管開存症がありましたが、全身状態を考慮し、両親と医療チームで話し合い、心臓に対する手術などの侵襲的な治療は行わず保存的治療を行う方針となっていました。終日BiPAPで管理されており、栄養は胃管から母乳とミルクが投与されていました。

　ここ最近、不機嫌、呼吸努力、SpO_2低下が見られるようになり、医療チームは心不全に伴う呼吸苦があるのではないかと考えました。家族も、最近ユミちゃんの笑顔が少なく呼吸努力も目立つことを心配していました。心不全に伴う呼吸困難による症状と考え、苦しそうな様子があるときにモルヒネ散を$20\,\mu g$/回使用するようにしました。モルヒネを投与すると、表情が穏やかになったため、1日4回の定期投与を開始することにしました。

　新生児の苦痛症状を捉える際は、問診や診察、検査所見を併せて、そこに症状がある可能性を検討します。同時に、こどもの様子からつらさの表現を見つけていくことが重要です。その際、医療チームだけでなく家族も一緒にこどもの苦痛を捉えることが大切です。

内臓痛覚過敏症に伴う無呼吸発作への対応

👤 2か月　女児　18トリソミー　体重2kg

　キエちゃんは、食道閉鎖、心室中隔欠損症があり、生まれてすぐに胃ろう＋バンディング術を行いました。病状を考慮し、心臓の手術や食道閉鎖の根治術は行わない方針で管理されていました。心不全に対しては少量のモルヒネを使い、穏やかに過ごしていました。終日BiPAPで管理されており、胃ろうからミルクが投与されていました。

　1週間ほど前から数時間おきの息こらえ発作が出現し、徐脈を伴うSpO$_2$の低下を認めました。18トリソミー特有の息こらえ発作と判断し、様々な鎮静薬を使いましたが効果は十分ではありませんでした。そこで内臓痛覚過敏症の関与を考慮し、ガバペンチンを開始しました。5mg/kg/回を1日1回投与から開始し、効果があったため1日3回投与まで増量しました。そうすると、無呼吸発作が収まり穏やかに過ごすことができるようになりました。

　18トリソミーの息こらえ発作には、内臓痛覚過敏症が関与していることがあります。けいれんやGERDの関与が否定される状況においては、内臓痛覚過敏症の可能性を考えて介入をすることは選択肢になります[9]。

新生児のせん妄への対応

👤 6か月　男児　横隔膜ヘルニア　体重9kg

　ヒロくんは横隔膜ヘルニアがあり、根治術が行われました。術後経過は良好でしたが、徐々に肺高血圧症の進行があり、挿管、人工

5

周産期・新生児

呼吸管理となりました。その後も病状の進行を認め、様々な治療を行いましたが状況は改善しませんでした。その中で、心拍数の上昇、SpO_2の低下、体温の上昇、落ち着きのない動きを伴う興奮状態がみられるようになりました。モルヒネ、フェノバルビタール、ミダゾラム、デクスメデトミジンなどを使用するも症状は悪化し、SpO_2の変動は著明でした。そこでせん妄を疑い、リスペリドンを0.01mg/kg/回 1日2回投与を開始しました。すると、SpO_2の変動はなくなり、穏やかに過ごせるようになり、鎮静薬を徐々に減らすことができました。

　新生児のせん妄は、重度の身体症状があるケースでは珍しくありません。鎮静薬を追加しても落ち着かない様子があるようなら、せん妄を鑑別に挙げます。リスペリドンなどの抗精神病薬はQT延長症候群を起こすこともあるため、心電図の評価を行いながら使用することが望ましいと考えます[10]。

Point

▶生命を脅かす可能性のある疾患を持つ新生児の症状緩和に際しては、こどもの表情や行動から苦痛症状を捉えることが重要である。

文献

1) 厚生労働省：人口動態調査. 2005/2022.

2) Hoeldtke NJ, Calhoun BC: Perinatal hospice. Am J Obstet Gynecol, 185(3): 525-9, 2001.

3) Rogers MM, Friebert S, Williams CSP, et al.: Pediatric palliative care programs in US hospitals. Pediatrics, 148(1): e2020021634, 2021.

4) Hawley PH.: The bow tie model of 21st century palliative care. J Pain Symptom Manage, 47(1): e2-5, 2014.

5) Together for Short Lives.: A Perinatal Pathway for Babies with Palliative Care Needs, 2nd ed. Together for Short Lives, UK. 2017.
https://www.togetherforshortlives.org.uk/app/uploads/2018/01/ProRes-Perinatal-Pathway-for-Babies-With-Palliative-Care-Needs.pdf. (2024年3月アクセス)

6) Baile FW, Buckman R, Lenzi R, et al.: SPIKES A six-step protocol for delivering bad news: application to the patient with cancer. Oncologist, 5(4): 302-11, 2000.

7) Sidgwick P, Harrop E, Kelly B, et al.: Fifteen-minute consultation: perinatal palliative care. Arch Dis Child Educ Pract Ed, 102(3): 114-6, 2017.

8) Limacher R, Fauchère, JC, Gubler D, et al.: Uncertainty and probability in neonatal end-of-life decision-making: analysing real-time conversations between healthcare professionals and families of critically ill newborns. BMC Palliat Care, 22(1): 53, 2023.

9) Yotani N, Isayama T, Ito Y: Gabapentin for treatment of apnea in infants with trisomy 13 and 18. Pediatr Int, 65(1): e15646, 2023.

10) Edwards LE, Hutchison LB, Hornik CD, et al.: A case of infant delirium in the neonatal intensive care unit. J Neonatal Perinatal Med, 10(1): 119-23, 2017.

5

周産期・新生児

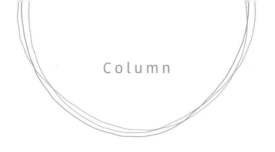

家族を主語にした
ビリーブメントケア

　こどもを失うことは、家族にとって峻烈な体験です。日本では、歴史的に親より先にこどもが亡くなる場合のことを「逆縁」と呼び、特別な対応を行っている風習もあります。

　また、double lossという言葉もあります。これは、こどもを亡くすだけでなく、こどもを介して両親が持っていた役割も同時に喪失するということで、○○ちゃんのお父さん・お母さんとしての役割も一緒に喪失してしまうことを指します。このように、こどもを亡くした家族の悲嘆は非常に大きいものになります。

　わが子を亡くした家族に対する医療者の支援において大切にしたいことは、やはり「主語を大切にする」ことだと考えています。こどもを亡くした家族への支援の場で、時に医療者が、「（自分が）気になるからフォローしたい」というような状況が起こりえます。しかし、あくまで主語はこどもの家族にあると私は考えます。家族が医療者と話がしたい、医療者とコンタクトを取りたいと思ったタイミングでコンタクトが取れる準備をすることが大切と思っています。

　また、こどもが亡くなった状況を改めて知りたい、話を聞きたいという家族もいます。特に救急や集中治療下で突然こどもが亡くなった家族は、混乱の中で治療を受けていたため、改めて落ち着いて経過を知りたいと思う場合が少なくありません。そういった機会を持つことも、大切なビリーブメントケアになります。

悲嘆のパターン

　一般的に、悲嘆とは「喪失の総合的で積極的な経験である」とされています。わが子を失った家族は悲嘆の経過の中で、身体的、感情的、精神的、社会的なつらさを抱え、生活に影響が生じます。そしてそれは持続し、時間とともに変化していきます。こういった悲嘆は、こどもを失うかなり前から始まっているとされています。

　通常の悲嘆のパターンを知っておくことは、家族と関わる際の助けになります。以下に、悲嘆を経験した人に共通する軌跡を記します。

- 悲嘆が最も強くなるのは約１年間といわれているが、それ以上続くこともある。
- 最初の数週間はショックが大きすぎて、無感覚であったり、逆に「大丈夫」と感じたりする。
- ４週間から８週間ほど経過すると悲嘆は再び強くなり、最も悲嘆が強い時期は、亡くなって３〜10か月であることが多く、１年後の命日前後に再び激しさが増すとされている。

　上記は一般的な内容であり、悲嘆の受け止めや向き合いかたは個別性が高いため、家族のペースに合わせて関わることが重要です。

具体的な支援

　時間が経つにつれて、家族は喪失感に対処する方法を見つけていきます。こういった家族を支援する方法としては、以下のようなものがあります。

- こどもを亡くした家族を支援するグループ
- カウンセラーによるカウンセリング
- 追悼式などの行事への参加
- 自然の中で過ごす
- エクササイズやヒーリング・アート
- 本を読んだり映画を観たりする

どの方法が合っているかは、家族によって異なります。家族にゆとりがあるようなら、様々な方法を示して試してみるように勧めてみてください。継続的に専門家と面談することも、支援になるかもしれません。

⊙家族に手紙を書く

医療者ができる支援として、こどもが亡くなった後の家族に手紙を書くことがあります。手紙を書く場合は、以下の点を大切にして書くとよいでしょう。

- できるだけ、その子と過ごした具体的な内容にする：大切な存在であることを伝えるためにその子の名前を記したり、その子と過ごした思い出深い時間を共有したり、その子特有の話題について伝える。
- 自分の想いを素直に記す：あなたがその子のことを大切に考え、ずっと覚えていることを伝える。

予期悲嘆への対応

こどもの死が避けられないと感じてからの時間は、家族にとって非常に感情的な動揺が起こりやすい時期です。家族はわが子がいなくなった生活を想像し、苦悩します。ビリーブメントケアは亡くなった後から始まるものではなく、亡くなる前から始まっていることを知っておく必要があります。

予期悲嘆は、家族が自分のこどもが亡くなるかもしれないと初めて聞いた時点から始まります。家族は希望を持ち、治癒や長く生きることを信じる一方で、こどもの死の可能性については決して頭から離れません。喪失を予期する中で、以下のような感情が生じます。

- 愛する人のいない生活がどのようなものになるかを想像する。
- 怒り、悲しみ、不安を感じる。
- スピリチュアルな疑問や不安に直面する。
- 絶望的だと感じる。

- どうしようもない現実に直面して動揺する。
- 予想される喪失の現実に備え、準備することが難しい。

　予期悲嘆は、残された時間を最大限に活用するための大切なプロセスでもあります。準備することは、大きな悲嘆に対する予防的な要素もありますが、一方でこういった喪失の気持ちは完全に準備することができないものでもあります。家族から相談を受けた際には、そのことについて伝えておくこともよいかもしれません。

きょうだいをはじめとした家族全体への支援

　家族それぞれが様々な状況で悲嘆を抱え、家族システムの中の感情的、精神的、身体的エネルギーは、時間の経過とともに疲弊していきます。自分の悲しみが大きい両親は、きょうだいへの支援の必要性に気づかないこともあります。一方、祖父母は、自分自身の悲しみに対処するだけでなく、自分のこどもである両親の喪失に対する深い悲しみにも対処する必要があります。家族の間で、様々な思いが交錯する中で支援を行っていく必要があります。

　遺されたきょうだいは、「死んじゃうかもしれないの？」「死ぬってどういうこと？」「どうして死ななければならないの？」といったように亡くなりゆくこどもと同じような疑問を持ち、同じような感情を抱く可能性があります。しかし、亡くなりゆくこどもや両親と比べて、きょうだいは支援を受けにくい実態があります。きょうだいの悲しみは、状況に対する理解や死に至るまでの関わりかたに影響を受けるといわれており、きょうだい支援も重要です。

　一般的に、亡くなりゆくこどもとの交流の機会やきょうだいとしてケアに参加する機会は、喪失後の適応に影響するとされています。かつては、きょうだいを亡くした後「前に進む」ことが奨励されていましたが、最近では、こどもたちと亡くなったきょうだいとの絆を維持するという考えかたが支持されています。そして、こうした絆は、ものがたりや芸術、思い出の共有を通じて育むことができます。病気の

こどもがきょうだいと一緒に何かを作ることや、きょうだいが病気の
こどものために何かを作ることは、そういった意味で重要なプロセス
となります。

　最近の研究によると、きょうだいの病気中や死別の期間中、きょう
だいはサポートを必要とする一方で、有能でバランスのとれた大人と
して成長すると報告されています[1]。また、きょうだいの死は、自分
たちの認識、価値観、姿勢をよりよい方向に形成した、人生における
重要な出来事であると語られることが多いともされています。

友人、同級生、学校などへの影響と支援

　こどもが亡くなることの影響は、地域社会にも波及します。両親、
きょうだい、祖父母、親戚、友人、同級生、そして学校全体に広がっ
ていきます。そして、亡くなったこどもと身近に関わっていた人たち
に、深い悲しみをもたらします。

　学校全体が一人のこどもの死の影響を受けることも珍しくなく、同
級生の死によって、自分自身の健康や死に対する疑問や不安を抱くこ
どももいます。亡くなったこどもの親しい友人や同級生は、より個人
的な喪失感から、遺されたきょうだいと同様の反応を経験することが
あります。

　こどもの葬儀やその他の儀式に参加したり、クラスでの追悼式や全
校集会に参加したりするなど、率直に悲しむ機会を提供することは、
遺された友人の助けになる場合もあります。

　学校ができる支援としては、以下の方法があります。
- 正しい情報を提供する（亡くなったこどもの家族と共有した上で）。
- つらい感情や心配事があれば、いつでも話してよいことを伝える。
- 生徒の家族にも状況を伝え、家庭内でも心配事を話せる環境を整え
　る。

　学校におけるこどもの支援については、『学校における　大切な人を
亡くした子どもへの対応ハンドブック』[2]も参考になります。

医療者自身のケア

　こどもを亡くすことは、医療者にとっても大きな喪失の体験です。関わっていたこどもが亡くなった場合、悲しみや怒り、罪悪感、時に緊張感からの解放による安堵など、様々な感情が生じます。スタッフの悲嘆の反応には多くの要因が影響しますが、最も重要な要因は、こどもや家族との関係の親密さで、親密であればあるほど様々な感情が起こりやすいとされています。

　また、こどもとの死別が累積することで生じる課題もあります。医療事者は、死別の体験が重なることで、感情疲労、燃え尽き症候群を起こしやすいとされています。そういったことを知って自分自身をケアすることも大切です。

　こどもの死に対処するための方法として、以下のようなものがあります。
- 振り返りの会の開催
- 運動や趣味などのセルフケアのための活動
- ワークライフバランスの維持

◉振り返りの会の実践

　振り返りの会には、様々な開催方法があります。私自身は、こどもが亡くなった後1か月程度時間をおいて、振り返りの会を行うことが多いです。そこでは、参加したメンバーにそれぞれの立場から、こどもとの関わりについての経験やエピソードを共有してもらいます。改善点を見いだすのではなく、こどもとの時間や思い出をただ分かち合うことで、自分たちが知らなかったこどもの様子を知ることができます。追悼する場のように、こどもが過ごした時間をスタッフ間で語り合い埋め合わせていくことで、知らなかったこどもの様子や想いを知ることにつながる貴重な時間になっていると感じています。

文献

1) Eilertsen MB, Lövgren M, Wallin AE, et al.: Cancer-bereaved siblings' positive and negative memories and experiences of illness and death: a nationwide follow-up. Palliat Support Care, 16(4): 406-13, 2018.

2) 小林朋子，茅野理惠：学校における 大切な人を亡くした子どもへの対応ハンドブック．静岡大学防災総合センター，2015.

薬剤一覧

　ここでは、小児緩和ケアでよく使う薬剤22項目について、具体的な使用法を解説します。

- 投与量については、筆者が診療の中で推奨している量を記載しています。
- 本文中の枠内には、国内で小児の投与量が記載されているものはその量を、記載がないものは、海外の記載として英国の小児緩和医療協会 (The Association for Paediatric Palliative Medicine: APPM) によるMaster Formulary 2024 (6th edition) の記載を参照して記載しています。
- 添付文書上の記載ならびに海外の記載については、正確を期するように努めておりますが、医療の進歩により記載された内容が変更されることがあります。実際の治療や医薬品の使用に際しては、常に最新のデータに当たり、細心の注意を払われるようにお願いいたします。

アセトアミノフェン

　小児で最もよく使われる解熱鎮痛薬です。比較的様々な痛みに効果がある印象を持っています。腹痛の中でも特に蠕動痛が主体の場面では、効果的であり使用しています。また、化学療法の軽度の粘膜障害でも一定の効果が期待できるため、まずはアセトアミノフェンを投与することを推奨します。

◉投与量と投与経路

経口、経直腸：

鎮痛作用を期待する場合は、15mg/kg/回の1日4回投与を行います。投与間隔があくことで不安になるこどもの場合は、10mg/kg/回の1日6回投与とすることもあります。

経静脈：

乳児および2歳未満は7.5mg/kg/回を15分かけて静脈投与、1日4回

2歳以上は15mg/kg/回を15分かけて静脈投与、1日4回

【日本の添付文書上の記載：カロナール® （経口）】

通常、幼児および小児にはアセトアミノフェンとして、体重1kgあたり1回10〜15mgを経口投与し、投与間隔は4〜6時間以上とする。なお、年齢、症状により適宜増減するが、1日総量として60mg/kgを限度とする。ただし、成人の用量を超えない。

【日本の添付文書上の記載：アセリオ® （経静脈）】

〈乳児および2歳未満の幼児における疼痛および発熱〉

通常、乳児および2歳未満の幼児にはアセトアミノフェンとして、体重1kgあたり1回7.5mgを15分かけて静脈内投与し、投与間隔は4〜6時間以上とする。なお、年齢、症状により適宜増減するが、1日総量として30mg/kgを限度とする。

〈2歳以上の幼児および小児における疼痛および発熱〉

通常、2歳以上の幼児および小児にはアセトアミノフェンとして、体重1kgあたり1回10〜15mgを15分かけて静脈内投与し、投与間隔は4〜6時間以上とする。なお、年齢、症状により適宜増減するが、1日総量として60mg/kgを限度とする。ただし、成人の用量を超えない。

鎮痛薬

イブプロフェン

　小児でよく用いられるNSAIDsです。おそらく、早産児の動脈管開存症の治療法として使われた経験からと考えます。

　抗炎症作用、鎮痛作用、解熱作用を併せ持ちますが、抗炎症作用は比較的弱いとされています。また、胃腸障害などの副作用は他のNSAIDsより少なめです。

　日本の内服のNSAIDsで、小児の使用量の記載がある唯一の薬剤でもあります。

◉投与量と投与経路

経口：

5mg/kg/回の1日3回投与から開始し、効果を見ながら10mg/kg/回まで増量を検討します。

【日本の添付文書上の記載：ブルフェン®】
・ 5〜7歳　　1日量200〜300mg
　 8〜10歳　 1日量300〜400mg
　11〜15歳　1日量400〜600mg
　を3回に分けて経口投与する。
・低出生体重児、新生児、乳児または4歳以下の幼児を対象とした有効性及び安全性を指標とした臨床試験は実施していない。

ナプロキセン

　長時間作用型のNSAIDsで半減期は14時間程度とされているので、持続的な痛みがあり、NSAIDsの効果が期待できるときに、選択することが多い薬剤です。

　抗炎症作用が強いので、発熱や炎症を抑える効果が比較的高いのが特徴です。胃腸障害の中程度のリスクとされているので、長期使用にはプロトンポンプ阻害薬（PPI）の処方を考慮します。

◉投与量と投与経路

経口：

5〜7.5mg/kg/回の1日2回投与を行います。

5mg/kg/回で効果が出ることが多く、私は7.5mg/kg/回までで調整することにしています。

※最大10㎎/kg/回　1日2回
※成人最大量：600mg/日

【海外の記載】

・2歳以上：5〜7.5mg/kg/回を1日2回（最大1g/日）
・最大10mg/kgを1日2回投与（1日1gを超えない）

【日本の添付文書上の記載：ナイキサン®】

・副作用の発現に特に注意し、必要最小限の使用にとどめるなど慎重に投与すること。小児等を対象とした臨床試験は実施していない。
・1歳以下の児には投与しないことが望ましい。

鎮痛薬

セレコキシブ

　いわゆる選択的COX-2阻害薬です。NSAIDsの効果が期待できる疼痛に対して、ファーストラインでは使用せず、他のNSAIDsが使いにくいときの選択肢になります。

◉投与量と投与経路

経口：

2 mg/kg/回の1日2回投与を行います。

※成人最大量：400mg/日

【海外の記載】
- 2歳以上
  体重10〜25kg：1回2〜3mg/kgを1日2回投与、最大50mgを1日2回投与
  体重25kg以上：100mgを1日2回投与
- 16歳以上
  100mgを1日2回、痛みが強い場合は200mgを1日2回に増量

【日本の添付文書上の記載：セレコックス®】
小児等を対象とした有効性および安全性を指標とした臨床試験は実施していない。

モルヒネ

オピオイドの中でエビデンスの最も多い薬剤です。疼痛、呼吸困難に対してよく使います。よほどモルヒネが使えない状況でなければ（腎機能障害など）、まずはモルヒネを選択します。EAPC（欧州緩和ケアネットワーク）のガイドラインでは、腎機能低下時（GFR＜30）は使用すべきでないとされています。

◉投与量と投与経路

経口、経直腸、経静脈、皮下投与も可能：

・投与量は持続静注のモルヒネを基準に考えています。
・疼痛に対しては 10μg/kg/時で開始し、症状に合わせて増量していきます。
・内服の場合、静注4時間分（内服で1回量は80μg/kg）のモルヒネ散を1回投与し、効果を見ることが多いです。持続する痛みであれば、1日4回の定期投与から開始します。
・呼吸困難に対する使用はもっと少ない量から開始します。私は持続静注で2〜5μg/kg/時から開始します。PCAを使用する場合、ボーラスは10μg/kg/回に設定します。経験的には、呼吸困難に対する効果だけを期待する場合は、2μg/kg/時で十分効果があることが多いです。内服の場合は、モルヒネ塩酸塩散を1回20μg/kgから開始します。

【日本の添付文書上の記載：モルヒネ塩酸塩】
新生児、乳児では低用量から投与を開始するなど、患者の状態を観察しながら慎重に投与すること。新生児、乳児では呼吸抑制の感受性が高い。

参考 │ **オピオイド換算表**

		15	30	60
経口・坐薬・経皮	モルヒネ (経口) mg/日	15	30	60
	モルヒネ (坐薬) mg/日	10	20	40
	オキシコドン (徐放製剤) mg/日	10	20	40
	フェンタニル (貼付剤) mg/日	0.5	1	2
注射	モルヒネ mg/日	7.5	15	30
	オキシコドン mg/日	7.5	15	30
	フェンタニル mg/日	0.15	0.3	0.6

鎮痛薬

オキシコドン

　モルヒネと同様の有効性と副作用があるオピオイドとされていますが、小児では添付文書でも「小児等を対象とした臨床試験は実施していない」となっています。副作用などでモルヒネが使えないがん疼痛に対しては、選択肢になる薬剤と考えています。

　また、内服の際は徐放製剤の錠剤1錠あたりの量がモルヒネより少ないため、錠剤を好む患者の場合は選択肢になります。

◉投与量と投与経路

経口、経静脈、皮下投与も可能：

・投与量はモルヒネと同じ考えかたでよいと思います。

・疼痛に対しては、静注の場合10μg/kg/時で開始し、症状に合わせて増量していきます。内服についてはモルヒネより少ない換算量になるので、注意してください。

・呼吸困難に対しての効果はモルヒネほどエビデンスが多いわけではありませんが、臨床上はある程度効果があると考えます。したがって、モルヒネが使いにくい場合や、もともとオキシコドンで疼痛コントロールがされている患者に対しては、呼吸困難に対してオキシコドンを試してみてもよいかと思います。投与量は、モルヒネ同様に2μg/kg/時から始めてよいと思います。

【日本の添付文書上の記載：オキシコンチン®】
小児等を対象とした臨床試験は実施していない。

フェンタニル

　フェンタニルはモルヒネやオキシコドンと構造が大きく異なるため、モルヒネやオキシコドンで副作用の調整が難しい場合に選択肢になります。また貼付薬があるため、内服や持続注射での対応が難しい場合にはフェンタニルの貼付薬での調整を検討します。

　副作用としての便秘は、モルヒネやオキシコドンに比べて少ないことも特徴です。

◉投与量と投与経路

経静脈、皮下投与、貼付薬も可能：

- 投与量は、持続静注のフェンタニルを基準に考えています。
- 疼痛に対しては、0.2μg/kg/時で開始し症状に合わせて増量していきます。
- 貼付薬の場合、フェントス®テープ0.5mgは150μg/日の持続静注（内服モルヒネ15mg/日）と等換算として計算しています。フェントス®テープを使用している際のレスキューは、基本的にはモルヒネもしくはオキシコドンの速放製剤を使っています。

【日本の添付文書上の記載：フェンタニル注】

低出生体重児、新生児および乳児に自発呼吸下で投与する場合は、低用量から開始するなど患者の状態を観察しながら慎重に投与すること。低出生体重児、新生児および乳児では呼吸抑制を起こしやすい。

オピオイドに関連する薬剤

ナロキソン

　オピオイド投与による呼吸抑制など、緊急時の拮抗薬として用います。半減期が短い（60〜100分）ため、時間が経過すると再度症状が出現する可能性があるので注意が必要です。

◉投与量と投与経路

経静脈：

$1 \sim 2 \, \mu g/kg/$回

ナロキソン注 0.2mg/ 1 mLを用い、体重10kgであれば10倍希釈し、0.5mLを使用します。

【海外の記載】
・新生児、1か月〜11歳：$1 \sim 10 \mu g/kg$、1回最大200μg
　その後、反応がなければ1分間隔で最大5回まで繰り返す。
　それでも反応がなければ、100$\mu g/kg$を単回投与（最大投与量2 mg）する。
・12歳以上：1回100〜200μg
　その後、反応がなければ1分間隔で100μgを2回まで投与する。
　まだ反応がなければ1回最大2 mgまで漸増を続ける。
　それでも反応がない場合は、さらに2 mgを投与する。重篤な患者には4 mgの投与が必要な場合もある。
　依然として反応がない場合は、診断を見直す。

【日本の添付文書上の記載：ナロキソン】
小児等を対象とした臨床試験は実施していない。

ナルデメジン

　消化管などの末梢のオピオイド受容体へ拮抗作用を表わし、主にモルヒネなどのオピオイド鎮痛薬による便秘（オピオイド誘発性便秘症）を改善します。作用機序から考えても、初回投与時はより排便を促しやすくなるので、私はその後の内服コンプライアンスを考えて、下痢をする可能性について伝えています。

　消化管穿孔の懸念があるので、腸閉塞の可能性のある場合は使用しないほうがよいでしょう。

◉投与量と投与経路
経口：
0.004mg/kg/回の頓用で使用　※50kg以上は1回1錠
錠剤なので、簡易懸濁法を使用します（例えば、体重10kgであれば1錠を5mLの白湯で簡易懸濁し、うち1mLを使用する）。

> 【日本の添付文書上の記載：スインプロイク®】
> 小児等を対象とした臨床試験は実施していない。

鎮痛補助薬

プレガバリン

　神経障害性疼痛の鎮痛補助薬として使用します。投与開始時に眠気が出やすいため、少量からの開始がよいと思います。あくまで鎮痛補助薬なので、できるだけ副作用が少ない量で開始するのがよいと考えています。

　英国の医薬品・医療製品規制庁（MHRA）は、プレガバリンは、オピオイド薬の併用がなくても、まれに重篤な呼吸抑制をきたしうるとして、特に呼吸機能が低下している患者、呼吸器疾患または神経疾患、腎障害、中枢神経系（CNS）抑制薬の併用患者については、用量の調整が必要な場合があることを勧告しています＊（2021年2月）。

＊https://www.gov.uk/drug-safety-update/pregabalin-lyrica-reports-of-severe-respiratory-depression（2024年3月アクセス）

◉投与量と投与経路

経口：

1mg/kg/回を1日1回眠前から開始します。25kg以上の患者には、眠気の副作用を危惧して、25mg/回を1日1回眠前から開始することが多いです。眠気などの副作用を見ながら、問題なければ1日2回朝、眠前に増量し、その後、効果を見て用量を調節していきます。

【海外の記載】
1か月〜15歳：1mg/kg/回を1日2回
治療効果または副作用が発現するまで、3〜7日ごとに500μg/kg/回ずつ増量する。
最大15mg/kg/日
※16歳以上は75mg/回を1日2回

【日本の添付文書上の記載：リリカ®】
小児等を対象とした有効性および安全性を指標とした臨床試験は実施していない。幼若ラットでは本薬の感受性が高く、最大臨床用量（600mg/日）と同等の曝露において、中枢神経症状（自発運動亢進および歯ぎしり）および成長への影響（一過性の体重増加抑制）が報告されている。また、最大臨床用量の2倍を超える曝露で聴覚性驚愕反応の低下が、約5倍の曝露で発情休止期の延長が報告されている。

ガバペンチン

　神経障害性疼痛の鎮痛補助薬として、あるいは内臓痛覚過敏症に対して使用します。鎮痛補助薬として使用する場合は、できるだけ副作用が少ない量で開始するのがよいと考えます。

　英国の医薬品・医療製品規制庁（MHRA）は、プレガバリンと同様にオピオイド薬の併用がなくても、まれに重篤な呼吸抑制をきたしうるとして、特に呼吸機能が低下している患者、呼吸器疾患または神経疾患、腎障害、中枢神経系（CNS）抑制薬の併用患者については、用量の調整が必要な場合があることを勧告しています＊（2017年10月）。

＊https://www.gov.uk/drug-safety-update/gabapentin-neurontin-risk-of-severe-respiratory-depression（2024年3月アクセス）

◉投与量と投与経路

経口：

5mg/kg/回を1日1回眠前から開始します。2〜3日ごとに1日2回、3回と増量し、その後は1回量を2.5mgずつ増量していきます。最大量は1回10mg/kgを1日3回までとしています。

【日本の添付文書上の記載：ガバペン®】

〈てんかん患者への投与量として〉

・3〜12歳：ガバペンチンとして初日1日量10mg/kg、2日目1日量20mg/kgを3回に分割経口投与する。
　3日目以降は維持量として、3〜4歳の幼児には1日量40mg/kg、5〜12歳の幼児および小児には1日量25〜35mg/kgを3回に分割経口投与する。
　1日最高投与量は50mg/kgまでとする。
　なお、いずれの時期における投与量についても、成人および13歳以上の小児での投与量を超えないこととする。

・13歳以上：ガバペンチンとして初日1日量600mg、2日目1日量1200mgを3回に分割経口投与する。
　3日目以降は、維持量として1日量1200〜1800mgを3回に分割経口投与する。
　1日最高投与量は2400mgまでとする。

・低出生体重児、新生児、乳児または3歳未満の幼児を対象とした、有効性および安全性を指標とした国内臨床試験は実施していない。なお、外国で実施された3〜12歳の幼児および小児患者を対象とした臨床試験では、本剤投与時の感情不安定、敵意、運動過多および思考障害の発現率がプラセボ群と比較して、有意に高かったと報告されている。

・腎機能障害のある小児患者および透析を受けている小児患者を対象とした、有効性および安全性を指標とした臨床試験は実施していない。

抗精神病薬

ハロペリドール

　せん妄のこどもに対して投与できる、静注の抗精神病薬として使用しています。催眠作用は強くないので、不眠を伴っている場合はアタラックス®-Pなどを併用することもあります。

　不整脈、特にQT延長のリスクがあるので、心疾患がある患者に投与する場合は、主治医チームと共有した上で投与の要否について検討します。副作用としての錐体外路症状に注意して、投与した後は診察で錐体外路症状の確認を行います（rigidityの評価や歩行、構音についてなど）。

　せん妄に対する治療については、まずは少なめで投与を開始し、必要時に追加する形がよいと思います。数日評価をして、連日追加が必要な場合は、追加分も合わせて1回投与量にすることが多いです。長期投与になると蓄積の懸念もあるので、その場合は減量を考えます。

◉投与量と投与経路
経静脈：
不穏時に0.02mg/kg/回を生理食塩水で溶解し、30分で投与としています。

【海外の記載】
・12歳未満：20μg/kg、最大1mgを1日1回夜間投与
・12歳以上：1回1mgを1日1回夜間投与

【日本の添付文書上の記載：セレネース®】
小児に抗精神病薬を投与した場合、錐体外路症状、特にジスキネジアが起こりやすいとの報告がある。

リスペリドン

　内服の抗精神病薬として、せん妄時や興奮が強いときの対応に使用します。小児期の自閉スペクトラム症に伴う易刺激性に対して保険適応があるので、比較的使用しやすい印象です。

◉投与量と投与経路

経口：

せん妄に対しての投与量は、以下の小児期の自閉スペクトラム症に伴う易刺激性に対する投与量と同じ形で処方しています。

・体重15kg以上20kg未満の患者

　　1日1回0.25mgより開始

・体重20kg以上の患者

　　1日1回0.5mgより開始

　　または0.01mg/kg/回を1日1回より開始

【海外の記載】

・1か月～11歳、体重50kgまで：1日1回10μg/kg、最大500μg/回、3～7日後に必要に応じて1日1回20μg/kgに増量する。

　必要であれば、7～14日ごとに10μg/kg/日ずつ、最大60μg/kg/日まで徐々に増量する。

・12歳以上、体重50kg以上：1日1回500μgを3～7日後に1日1回1mgに増量する。

　必要に応じて、7～14日ごとに500μgずつ、最大3mg/日まで徐々に増量する。

【日本の添付文書上の記載：リスペリドン】

〈小児期の自閉スペクトラム症に伴う易刺激性〉

・体重15kg以上20kg未満の患者

　通常、リスペリドンとして1日1回0.25mgより開始し、4日目より1日0.5mgを1日2回に分けて経口投与する。症状により適宜増減するが、増量する場合は1週間以上の間隔をあけて1日量として0.25mgずつ増量する。ただし、1日量は1mgを超えないこと。

・体重20kg以上の患者

　通常、リスペリドンとして1日1回0.5mgより開始し、4日目より1日1mgを1日2回に分けて経口投与する。

　症状により適宜増減するが、増量する場合は1週間以上の間隔をあけて1日量として0.5mgずつ増量する。ただし、1日量は、体重20kg以上45kg未満の場合は2.5mg、45kg以上の場合は3mgを超えないこと。

・低出生体重児、新生児、乳児、5歳未満の幼児を対象とした臨床試験は実施していない。

抗精神病薬

オランザピン

いわゆる多元受容体作用抗精神病薬（MARTA）に分類される薬剤で、ドパミンD_1、D_2、D_4、5-HT_2、ヒスタミン、ムスカリン受容体など多くの受容体に作用します。

せん妄時や興奮が強いときに使われますが、抗悪性腫瘍薬（シスプラチン等）投与に伴う消化器症状（悪心、嘔吐）に対する適応もあります。半減期が長く、1日1回投与でよい薬剤です。糖尿病の患者、糖尿病の既往歴のある患者には禁忌となっています。

◉投与量と投与経路

経口：

・9〜12歳未満

　1.25mg/回を1日1回、夜間もしくは必要に応じて投与

・12歳以上

　1.25mg〜2.5mg/回を1日1回、夜間もしくは必要に応じて投与

【海外の記載】

〈せん妄〉

経口：

・小児12歳未満：初回用量1.25mgを夜間および必要に応じて投与

・小児12歳以上：初回用量2.5mgを夜間および必要に応じて投与。徐々に増量し、最大10mg/日

〈悪心・嘔吐〉

・小児12歳未満：初回量0.625〜1.25mgを夜間および必要に応じて投与

・小児12歳以上：初回用量1.25mg〜2.5mgを夜間および必要に応じて投与する。必要に応じて、また忍容性に応じて、最大7.5mg/日まで増量することができる。

【日本の添付文書の記載：オランザピン錠】

小児等を対象とした臨床試験は実施していない。

クエチアピン

　いわゆる多元受容体作用抗精神病薬（MARTA）に分類される薬剤です。クエチアピンの薬理学的特徴はドパミンD_2受容体に比してセロトニン5-HT_{2A}受容体に対する親和性が高いこと、および種々の受容体に対して親和性があることとされています。

　せん妄時や興奮が強いときに使用します。ヒスタミン受容体にも作用するため、鎮静効果もあります。また半減期が短いことも特徴です。糖尿病の患者、糖尿病の既往歴のある患者には禁忌となっています。

◉投与量と投与経路
経口：
0.5mg/kg/回を1日1回、眠前から開始し、症状に応じて1日2回に増量する。

【海外の記載】
・0.5mg/kg/回を1日1回、眠前もしくは1日2回
※Interdisciplinary Pediatric Palliative Care 2nd ed., Oxford University Press, 2022より

【日本の添付文書の記載：クエチアピン錠】
小児等を対象とした有効性及び安全性を指標とした臨床試験は実施していない。

緊張に対する薬剤

チザニジン

　脊髄および脊髄上位中枢に作用して、骨格筋の弛緩をもたらします。脳幹部神経膠腫の患者の緊張に対して、少量で使用することがあります。

◉投与量と投与経路

経口：

0.0125〜0.025mg/kg/回

少量から開始し、効果を見ながら調整します。徐脈となる場合は、減量が必要です。

【海外の記載】

経口：

・小児18か月〜6歳：1mg/日を3、4回に分割投与。反応をみながら必要に応じて増量する。

・7〜11歳：1日2mgを3、4回に分割投与。反応をみながら必要に応じて増量する。

・12歳以上：1日2mgを3、4回に分割投与、3〜4日の間隔で2mgずつ増量する。

・最大効果は投与2、3時間後に認められるため、投与のタイミングと回数は個々の患者に合わせて調整する。

・副作用を軽減するため、投与量は2〜4週間かけて徐々に増量する。

【日本の添付文書上の記載：チザニジン】

小児等を対象とした臨床試験は実施していない。

ランソプラゾール

　プロトンポンプ阻害により胃酸分泌を抑制するので、消化性潰瘍治療薬として用いられます。小児患者においては、胃食道逆流症（GERD）により様々な症状をきたすため、GERDが原因と考えられる場合には使用を検討します。

◉投与量と投与経路

経口、経静脈：

通常1mg/kg/回の1日1回投与を行います。

※成人の1回最大量は30mg。内服：1日1回、静注：1日2回

【海外の記載】
・体重30kg未満：500μg/kg〜1mg/kg、最大15mg、1日1回午前中に投与
・体重30kg以上：15〜30mgを1日1回午前中に投与

【日本の添付文書上の記載：タケプロン®】
小児等を対象とした臨床試験は実施していない。

消化器症状に対する薬剤

ファモチジン

　ヒスタミンH_2受容体拮抗薬で、胃酸分泌を抑制・低下させます。PPIが食後の胃酸分泌を強く抑制する作用が強いのと比較して、H_2ブロッカーは夜間の胃酸分泌を抑制する力が強いとされています。消化管閉塞の際、オクトレオチドだけだと胃液分泌抑制効果が低いため、H_2ブロッカー（もしくはPPI）を併用するとよいとされています。

◉投与量と投与経路
経口、経静脈：
0.5～1mg/kg/回を1日2回投与します。
※成人最大量：40mg

【海外の記載】
〈胃食道逆流症（GERD）〉
・新生児～3か月：500μg/kg/回を1日1回投与
　必要に応じて1mg/kg/回に増量
・小児3か月以上：初回用量500μg/kg/回を1日2回投与
　必要に応じて1mg/kg/回を1日2回に増量、最大1回量40mg

〈消化性潰瘍〉
・1歳以上：500μg/kgを1日1回夜間投与または2回に分割投与
　最大40mg/日

【日本の添付文書上の記載：ファモチジン】
小児等を対象とした有効性および安全性を指標とした臨床試験は実施していない。

オクトレオチド

　悪性疾患による消化管閉塞に対して保険適応があります。オクトレオチドは、胃、十二指腸、小腸などに発現しているソマトスタチン受容体に作用し、消化管ホルモンや消化液の分泌を抑制すると同時に、水・電解質の吸収を促進して消化管の膨張、伸展を緩和する作用があります。

◉投与量と投与経路

経静脈、皮下投与：

5〜10μg/kg/24時間を持続投与で行います。まずは5μg/kg/日程度から始めて、効果を見ながらの調整がよいと思います。使用の際は生理食塩水で希釈して投与します。

※成人には1日量300μgを24時間持続投与

【海外の記載】
持続静注または皮下注：
小児1か月以上：5〜10μg/kg/24時間、最大750μg/24時間

【日本の添付文書上の記載：サンドスタチン®】
〈進行・再発癌患者の緩和医療における消化管閉塞に伴う消化器症状〉
小児等を対象とした臨床試験は実施していない。

〈先天性高インスリン血症に伴う低血糖〉
新生児および乳児において、壊死性腸炎が報告されている。

消化器症状に対する薬剤

メトクロプラミド

化学受容体引金帯（CTZ）のドパミンD$_2$受容体を遮断することにより、制吐作用を示します。

◉投与量と投与経路

経口または静注：

100〜150μg/kg/回を1日3回まで（24時間の最大投与量は500μg/kg）

※最大10mg/回　1日30mg

【日本の添付文書上の記載：プリンペラン®シロップ0.1%】

・小児は、0.38〜0.53mg/kg/日（塩酸メトクロプラミドとして0.5〜0.7mg/kg/日）を2〜3回に分割し、食前に経口服用する。なお、年齢、症状により適宜増減する。

・過量投与にならないよう注意すること。錐体外路症状が発現しやすい。特に脱水状態、発熱時等には注意すること。

ラクツロース

　高アンモニア血症の治療薬として使われますが、オピオイド鎮痛薬による便秘の薬としても比較的使いやすい薬です。ヒト消化管粘膜にはラクツロースを単糖類に分解する酵素がないので、投与されたラクツロースの大部分は消化吸収されることなく下部消化管に達し、高繊維食を摂取したのと同じような機序で排便を促します。

◉投与量と投与経路
経口：
添付文書上「１日0.5〜2mL/kgを３回に分けて投与」とありますが、0.5mL/kgでも効果がある印象です。お腹が張りやすい人は、かえってお腹の張りを助長する可能性があるので避けた方がよいかもしれません。

【日本の添付文書上の記載：モニラック®シロップ】
〈小児における便秘の改善〉
・小児便秘症の場合、通常１日0.5〜２mL/kgを３回に分けて経口投与する。
・投与量は便性状により適宜増減する。

その他

ビタミンK

ビタミンK欠乏に伴う出血症状に対して、ビタミンKを補充する際に用います。

⦿投与量と投与経路

経口または静注：

250〜300μg/kg/回

※最大10mg/回

【海外の記載】

経口または静注：

・新生児：100μg/kg

・小児1か月以上：250〜300μg/kg/回、最大10mg

【日本の添付文書上の記載：ケイツー®N静注】

〈新生児低プロトロンビン血症〉

生後直ちに1回メナテトレノンとして1〜2mgを静注し、また症状に応じて2〜3回反復静注する。

索引

和文